U0257748

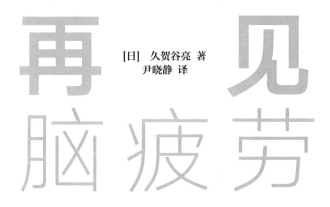

再见脑疲劳

[日] 久贺谷亮 著
尹晓静 译

44种正念疗法
科学消除脑疲劳

人民邮电出版社
北 京

图书在版编目（CIP）数据

再见，脑疲劳：44种正念疗法科学消除脑疲劳 / （日）久贺谷亮著；尹晓静译. -- 北京：人民邮电出版社，2022.9
ISBN 978-7-115-56861-8

Ⅰ．①再… Ⅱ．①久… ②尹… Ⅲ．①脑－保健 Ⅳ．①R161.1

中国版本图书馆CIP数据核字(2021)第133030号

版权声明

◆ 著　　　　[日] 久贺谷亮
　 译　　　　尹晓静
　 责任编辑　刘晓莹
　 责任印制　周昇亮
◆ 人民邮电出版社出版发行　北京市丰台区成寿寺路 11 号
　 邮编　100164　电子邮件　315@ptpress.com.cn
　 网址　https://www.ptpress.com.cn
　 三河市中晟雅豪印务有限公司印刷
◆ 开本：880×1230　1/32
　 印张：7.5　　　　　　　　2022 年 9 月第 1 版
　 字数：124 千字　　　　　 2022 年 9 月河北第 1 次印刷
　 著作权合同登记号　图字：01-2021-1732 号

定价：59.80 元
读者服务热线：(010)81055296　印装质量热线：(010)81055316
反盗版热线：(010)81055315
广告经营许可证：京东市监广登字 20170147 号

我作为一个脑科学家，一直是笃信硬核科技的。我从读博士开始，一直对正念冥想抱有极大的怀疑态度：我曾经认为它不是科学，是一种玄学。所以从 2012 年开始，我抱着寻找证伪"正念冥想"的证据，一直在追踪这个领域的科研文献。

随着科学的发展与正念冥想的神经科学硬核证据越来越丰富充沛，我这样一个坚定的反对者逐渐被说服：正念冥想是有积极作用的。

比如，2015 年《自然综述 – 神经科学》(*Nature Reviews Neuroscience*) 系统阐述了冥想的神经科学基础及研究进展。这篇文章详细罗列了各种关于冥想的科学研究成果[①]。

这篇对于正念冥想的综述中指出，脑成像实验发现了很多冥想对人脑，甚至人的身体的正向的改变。具体说来，至少有以下 12 个方面：

---

① Tang, Y. Y., Hölzel, B. K., & Posner, M. I. (2015). The neuroscience of mindfulness meditation. Nature Reviews Neuroscience, 16(4), 213.

1. 压力和焦虑的缓解（Stress & Anxiety Reduction）；

2. 防止抑郁症（Depression prevention）；

3. 增强认知能力（Cognitive skill）；

4. 免疫功能（Immune function）；

5. 同情心（Compassion）；

6. 人际关系（Relationships）；

7. 创造力（Creativity）；

8. 疼痛的控制（Pain Control）；

9. 睡眠（Sleep）；

10. 戒烟（Smoking Cessation）；

11. 饮食（Eating）

12. 心脏健康（Heart Health）。

2015 年，顶级医学刊物《柳叶刀》（The Lancet）也发表了文章，证明冥想的疗效。在这个非常严格的临床实验中发现，正念冥想对抗抑郁症的疗效已经达到了抗抑郁药的效果 [1]。

---

[1]　Kuyken, W., Hayes, R., Barrett, B., Byng, R., Dalgleish, T., Kessler, D., ... & Causley, A. (2015). Effectiveness and cost-effectiveness of mindfulness-based cognitive therapy compared with maintenance antidepressant treatment in the prevention of depressive relapse or recurrence (PREVENT): a randomised controlled trial. The Lancet, 386(9988), 63-73

那么，从脑科学角度，正念冥想到底是怎么起作用的呢？

第一，它会改变大脑的物质结构。在学习和知觉过程中，大脑会形成一些临时神经网络，整合认知和情感功能。甚至，它能够带来大脑灰质体积的变化。

第二，冥想能够帮助人"控制意识"。就像健身能帮助你控制肌肉放松和紧张一样，冥想也能帮助你有意识地学习如何避免学习走神与注意力分散、意识再聚焦以及长期保持注意力的方法。

所以，正念冥想对于大脑的作用，就像是力量训练对于身体的作用一样：它能像力量训练增强肌肉一样，帮你增加大脑的灰质厚度；也可以像力量训练帮助你增加肌肉控制力一样，帮你增加对意识的控制能力。

久贺谷亮先生的这本《再见，脑疲劳：44种正念疗法科学消除脑疲劳》就是一本"大脑训练手册"。对于大多数读者来说，了解运动生理学是没有必要的，跟着好的教练进行正确的肌肉训练就可以了。同样的道理，也许你并不像我一样，对冥想的原理那么感兴趣，但是你跟着一本很好的训练手册，学会锻炼自己的大脑，也是有帮助的。

这本书，集中解决一个现代人的普遍问题："精神内耗"。曾经有我的读者朋友给我留言说："没有精神内耗的人，是多么幸福啊！"

随着现代社会焦虑和信息的迅速发展，我们的大脑受到了极大的挑战：虽然它是千百万年进化来的，但近几十年却受到了大量的信息轰炸，我们的大脑对这样的信息轰炸，并没有做好准备，在这种压力和信息轰炸下，很多人就产生了极其严重的精神内耗现象：疲劳，失眠，焦虑等等。

久贺谷亮先生用一本简单的小手册，就能帮助你摆脱内耗。用简单朴实的话语，就能让你走进正念冥想：它是一本令人清明爽朗的书，既没有长篇累牍的赘述，也没有故弄玄虚，更没有故意夸大冥想作用。这本书用朴实的笔法，告诉你那些真正有用的事情。

对于精神内耗严重的现代人，这本书是一方清爽科学的训练基地：让你用自己的力量，找回自己的幸福和宁静。

杨滢（@屠龙的胭脂井）

2022.6.29

这是我翻译的第二本久贺谷亮先生的书。翻译第一本《高效休息法：世界精英这样放松大脑》时，我还没有毕业，转眼之间，我也从学校迈入社会，从一名学生变成了一名上班族。

身份的转变，给我带来了很多现实的压力。有时会感觉自己仿佛被禁锢于一个魔方之中，不知道下一个"转向"会把我带到哪里，不知道何时才能拼回原位，到达终点。

这种"不确定性"让生命显得有生机，但也容易让人充满不安全感。处理不好，就会陷入焦虑、惶恐、沮丧、悲伤等负面情绪的泥潭。

在这种情况下，我翻译了久贺谷亮先生的这本新书，发现这本书与第一本相比，列出的场景更加贴近现实，更注重"解决方案"。在翻译过程中，我发觉自己对一些问题能感同身受了，对内容的理解和体会也随之加深。

这本书面向的是为生活疲于奔命的职场人士，主要目的是能让大家在移动互联网时代中消除大脑疲劳，获得真正的休息。

诚然，市面上有很多关于"大脑休息"的书，但有些讲述过于晦涩难懂，有些则是基于自身经验的个人总结，不一定具有普适性。

而久贺谷亮先生曾在耶鲁大学从事尖端脑科学研究，并且是一位从业 25 年的精神科医生，在美国和日本积累了大量临床经验，时常与休息不好的职场人士打交道。这些经验，让他能够把专业的脑科学知识通俗易懂地传达给普通人。

为了方便大家理解，书中还有很多生动形象的插图和详细的案例介绍。

除此之外，本书的一大特点是：给出的解决方案具有针对性、实操性强，可以随时执行，不需要日常忙碌的上班族花太多时间和精力去刻意学习。

比如，本书提到，如果你因为做一些例行公事（固定线路上班等）而忍不住胡思乱想，甚至缺失创意，那可以改变手机 App 的排列顺序，以此来加大外界刺激，让大脑更有活力。

如果你累到喘不过气，不知该何时休息，那就给自己定一个"疲劳指标"，通过指标来推断工作量处于什么水平，让自己达到某个"值"后就从工作中抽离出来，放松休息。

如果你一直在工作和家庭之间奔波，内心被焦虑填满，甚至丧失自我，那可以尝试找寻自己的"第三空间"与"第四空间"，可以是线下某个博物馆、咖啡厅，也可以是线上的群聊和社群。

如果你不知道如何面对各种糟糕透顶的情况，那可以准备一个像哆啦A梦那样的"百宝箱"，里面放一些应对不同情况的"工具"和"使用说明"，遇到之后直接拿出来用，一点一点击败问题……

书中还有一些"反常识"的概念：比如做决策时，10次中3次用直觉来做判断，能防止大脑皮质疲惫不堪；做日程表时，要从前一天晚上的入睡时间开始做，而不是当天早晨……

这些解决方案，不能说100%能解决我们的所有问题，但是，能够让我们做到"心里有数"，降低不安全感与惶恐不安，从而释放更多大脑内存，让我们获得真正的休息。

总而言之，本书适合所有因现实问题而休息不好的人，尤其是处于数据时代的上班族们。本书并不需要你有前置知识，拿起来看，跟着书做，你也许就会收获一个不一样的人生。

尹晓静

2022.6.29

2019 年的世界幸福报告（World Happiness Report）指出，全世界有三分之一的国家或地区，其居民感到生活不幸福，包括日本和我现在的居住地——美国。这份报告结果让国际震惊。

出现这种情况的主要原因是，尽管经济社会的发展已经成熟，甚至趋于饱和，然而，资本仍然高速推动我们继续运转，迫使我们持续工作。

在这种情况下，我们感到疲劳，大脑疲劳最为严重。更可怕的是，无论身体怎么休息，都无法解决日趋严重的大脑疲劳问题。

当今是数据时代，我们每天接触的信息量以对数曲线的趋势迅猛增长，这导致我们的大脑不断超负荷运作，没有一丝"喘息"机会。这必然会导致很多心理问题，甚至造成过劳死。

本书将告诉大家，如何为我们的大脑以及自己的人生创造更多空间，以及如何借此消除疲劳，提升大脑的活力。

作为一名精神科医生，我在工作的 25 余年内诊断过太多深受大脑疲劳影响的病人。在本书中，我从自身的临床经验出发，并结合大脑科学的研究内容，提出"人生空间"（Life Space）这一概念，希望能将其含义传达给各位读者。

日文将"Life Space"翻译为"ゆとり"（宽裕），但我认为"Life Space"这个词拥有超越表面的、更深一层的含义。

因此，我在书中不仅会介绍一些能直接增加大脑空间的方法，也会解释能够影响这套方法实施效果的重要因素（比如工作压力、自尊感等）。同时，我也会告诉大家，如何利用已经清理出的空间真正消除疲劳、过上幸福的生活。

本书由四章构成，四章章名英文的首字母可组成"REST"这个单词，意为"休息"。

E：EMPTY YOUR BRAIN（第 1 章 清空大脑）

如何用简单的步骤为大脑整理出空间？

S：SPACE FROM WORK（第 2 章 和工作保持距离）

压力的最大来源是工作，如何与工作保持距离？

R：RELEASE YOURSELF（第 3 章 解放自己）

如何通过增强自尊心来创造大脑空间？

T：TIME SAVORING（第 4 章 感受空白）

如何使用创造出的"空间"来消除疲劳、提升工作能力、实现幸福人生？

本书将以大脑科学为中心，以新的科学数据为基础，同时用文化比较的观点来解释一些社会现象。

另外，书中介绍的方法通俗易懂，实践性强，大家完全可以从今天开始做起。我希望大家可以运用书中介绍的方法，缓解数据时代带来的压力和面对其带来的挑战。

2019 年 7 月

久贺谷亮

目　录

第 2 章 和工作保持距离 —— SPACE FROM WORK

第 3 章　解放自己—— RELEASE YOURSELF

第 **1** / 章

清空大脑
EMPTY YOUR BRAIN

为什么我们应该清空大脑

社会现在正处于人类史上罕见的"大脑过度负荷"时期，其中一个原因是数据社会导致的信息过量。

要知道，人类的大脑容量在这一万年内几乎没有增加，现在的各种网络信息量却是大脑记忆容量的 2 000 万倍。在固定容量的容器中装入过量的物品，容器难免会过度负荷。

然而，数据社会仍然在进一步发展。据说，到 2045 年，数据社会将会达到一个奇点（singularity），一台计算机的内存就能囊括全世界人类的大脑容量。

导致大脑过度负荷的另一个原因是复杂的社会压力。人的大脑中有一个部位叫作"前额叶皮质"，它负责处理信息与控制情感，让人类区别于其他动物。但是，只要遭受压力，它便会停止运作，这时候负面想法和负面情绪就会挣脱原有的"枷锁"，开始活跃并占据大脑，让大脑回路过度运行。这样，我们原本能够使用的大脑空间便会消失，大脑无法发挥应有的机能。

除了压力之外，"多线程处理工作"也是复杂社会的产物。同一时间工作的数量越多，被夺走的大脑空间也就越多。由于大脑已经牢牢记住要不断运作，所以即使你已经离开了工作单位或学校，大脑仍然不会停止运转。

　　研究资料指出，负面想法不仅会降低人们的幸福度，同时也会造成疲劳。实际上，大脑和肌肉一样，使用的部分越多就越容易感到疲劳。而且，大脑有不同的分区，它们相互支持与协助。也就是说，减少大脑运作的区域、增加未使用的区域，就能使大脑不感到疲劳，提高大脑的整体机能和提升表现力。

　　在本章中，我会告诉大家如何为大脑清理出更多的空间。首先会介绍减少负面想法与负面情绪的技巧，然后会介绍适用于未来的大脑使用手册。需要说明的是，大脑使用手册针对的是人类特有的大脑功能，而不是将来可能被人工智能取代的大脑功能。

No.

1

如果你陷入消极情绪

"动态意象训练"可以让你的乐观心态增加 30%

悲观主义源于情绪，乐观主义则靠意志。人不是因为感到幸福才笑，而是因为笑了才幸福。

——阿兰（埃米尔－奥古斯特·沙尔捷）

● **人的想法中有 80% 都是消极的**

据说人一天会产生 5 万个想法，其中 80% 都是消极的。从生物学角度来看，这种情况非常合理。为什么呢？

因为只有居安思危、谨慎行事，才能加大我们存活的概率。

举个例子：目前医学证实，抑郁症是让人保持乐观的大脑区域（前扣带皮层和杏仁核）发生异常所致。抑郁症之所以不会从人类历史上消失，也是因为悲观心理是延续生物存续不可或缺的要素。[1]

心理学家曾做过一项知名的实验。卡耐基梅隆大学的研究人员找来即将接受艾滋病检查的 50 名受试者，让他们预测如果检查结果是阳性，他们的悲伤程度。然后跟踪被确诊为"阳性"的受试者，了解他们在得知结果 5 周后的悲伤程度。最后与当初的预测值进行比较。[2]

结果发现，受试者在接受艾滋病检查前的平均预测值是

94.7%，而受试者被检验出阳性后的实际数值是 77.6%（以 100% 作为悲伤程度的最大值）。

从这个实验可以得知，我们对于未来的悲观程度，比实际情况出现后产生的悲观情绪要高两到三成。这也许就是人类为了提高存活率而进化出来的与生俱来的智慧。

悲观的预测会导致人过度焦虑

然而，现在时代变了。

当今时代，死于肥胖的人远多于死于饥饿的人。

我们对于未来的悲观态度会导致过度焦虑，这种焦虑甚至会侵占我们的大脑空间，导致大脑疲惫不堪。

因此，为了预防大脑疲劳、预防过劳死和各种心理问题，我们要在平时提高自己的乐观程度，尽可能为大脑清理出空间。

实际上，有研究显示，抗压能力强的人具有一种特质（心理韧性），而乐观正是构成这种特质的重要因素。

一项对参与战争的两百多名美国俘虏持续追踪 37 年的研究发现，乐观心态对增加心理韧性有 17% 的贡献。[3]

行动　　进行"动态意象训练"

虽然我一直在强调要提高乐观情绪的比重，但并不需要一次性增至两倍，只要增加三成即可。

我建议大家多多参考各国运动员的情绪，他们的共同点是乐观到令人瞠目结舌。

例如网球选手诺瓦克·德约科维奇，通过平时的训练，他可以让自己无论在比赛中遇到何种状况，都能保持积极的心态。退役运动员长岛茂雄也是如此，据说他每次进入球场前都会想象自己完成安打、神采奕奕跑垒的飒爽英姿。

这就是所谓的"动态意象训练"，是体育界经常使用的培养乐观情绪的训练方法。

研究发现，越是一流的运动员，在输掉比赛的赛后采访中，越是能维持开朗乐观的状态。这份乐观能缓解焦虑，提升比赛中的表现力。

因此，我建议大家也做一做"动态意象训练"，或者在网站上看一看运动员在比赛失利后仍乐观积极接受采访的视频。看完之后，把充满悲观情绪的自己与运动员做对照，重新审视自己当下的状况。为了保证效果，建议动笔写一写训练前与训练后的状态。

这样一来，就能阻止负面情绪的恶性循环，同时也会减少大脑中消极情绪所占的比例。

No.

2

觉得自己走投无路的时候

把想法想象成"瀑布"，
反向思考

硬币有正反两面（看待同一件事有不同的角度）。

——史蒂夫·乔布斯

● 换个角度来看待问题

虽然我们经常说要"换个角度看问题"，但实际上我们还是习惯于用同一角度看待事物。

比如种族歧视。我在写这段文字的时候正好是马丁·路德·金的生日，美国的学校在这个时期会做大量有关种族歧视的宣传教育，但是仍然不能杜绝种族歧视的现象。

你觉得白人和黑人结合生的小孩是白人还是黑人？还是介于两者之间？假如这对夫妇生的是同卵双胞胎，那情况又会如何？

实际上，同卵双胞胎可能是一个白皮肤、一个黑皮肤，这种概率约为百分之一。明明是同卵双胞胎（基因极其接近），肤色却不同，真的很不可思议。国家地理杂志曾提到，即使是前沿的科学研究，也没弄清楚人类肤色的秘密。

好了，现在我问你：当你遇到上面这种情况时，你会歧视这两个小孩中的其中一方吗？

对于白皮肤和黑皮肤，我们的问题到底在哪里？用肤色来评断一个人，难道不愚蠢吗？

风靡日本的畅销书《事实》的作者汉斯·罗斯林曾说，我们的很多想法都是建立在过时老旧的信息之上的，自然也就错漏百出。比如下面的问题。

问题：近 100 年内，世界上的自然灾害是增加了还是减少了？

问题：过去 20 年，世界的贫困率是增加了还是减少了？

这两个问题的答案都是"减少了一半"。

但在我们的印象中，好像自然灾害因为气候异常而有所增加，贫困率也因为贫富不均而日趋严峻，但数据显示，这种想法是错误的。这说明我们的想法有时候很不靠谱。

你的想法≠你这个人本身

爱因斯坦曾说：思考会说谎。

刻板印象、信息不足、思考习惯僵化等问题会让我们的想法变得非常不可信，那现实中的我们又是如何的呢？

人们总是认定"我的想法是对的"，甚至还会说"我们的想法就等于我们本身"。一旦心中浮现卑鄙的想法，就认为自己是一个卑鄙的人；一旦心中出现狡猾的念头，就认为自己是一个狡猾的人。但其实并非如此。我们的想法和我们自己其实是完全不同的。

爱因斯坦察觉到当时的人们没意识到的一个事实——时间并非恒定的。这个构想发展出了之后的相对论。也就是"你是谁"，他对自我想法的怀疑，成为建立相对论的突破口。

行动 **把想法想象成"瀑布"**

如何改变自己看待事物的角度呢？我建议大家尝试反向看待问题。

举个例子：有一位 30 岁的男性内心总是充满消极情绪，那他大脑的 80% 就被消极情绪占领。为了让自己变得积极一点，他尝试了各种办法，结果都不奏效。

有一天他说："我现在都是把原来看问题的角度刻意扭转 180 度，这已经成为习惯了。"

令他没想到的是，这个异常简单的方法却有效。他的大脑不再总被负面情绪侵占，终于清理出了空间，生活也过得越来越好。

是不是很简单却很不可思议？

其实，他发现了一种非常重要的思考方式，即从第三方角度来客观看待自己的想法（因此才能得出完全相反的想法）。这个技巧非常有用。

那如何才能掌握这种方法呢？

你可以把自己的想法看成一道瀑布，想象你身处瀑布内侧，然后，有意识地把"你"和"你的想法"分开。接着，从瀑布内侧来观察瀑布的水（即想法）。这种训练可以帮你养成从第三方角度看待问题的习惯。

一旦掌握这种方法，那你的想法就会渐渐和你本身分离开，不再合而为一。

No.

3

如果你无法消除担忧

通过探求事实来质疑
自身的恐惧

恐惧源于无知。

——拉尔夫·瓦尔多·爱默生

我们会因未知而恐惧

从医这些年里，我诊断过很多患者，发现他们有一个共同的问题——恐惧情绪多。直白地说，如果没有恐惧，那我们的生活将远比现在更健康、更幸福。这一点特别适用于发展成熟、相对而言比较安全的社会。

史蒂芬·金的小说《死光》的主题就是"恐惧"，书中以怪物"它"作为恐惧的象征。

"它"潜伏在德利小镇上的下水道，每隔几十年就会利用人们的恐惧夺人性命。没错，正如小说中所描写的那样，"恐惧"总是潜伏在我们看不到的地方，控制着我们。

日本东北部发生大地震后不久，新闻报道了一位居住在洛杉矶长滩市的柬埔寨人的事件，他说："听说这里也要发生海啸，我打算搬到山顶上。"

当时确实有学者认为海啸即将越过太平洋，抵达美洲大陆。但正如各位所知，海啸到美洲大陆后，威力也所剩无几，对美洲大陆的居民几乎没有影响。

2001 年发生的"9·11"事件也让很多人深陷恐惧。有一项数据非常引人深思："9·11"事件发生后，那一年由车辆导致的交通事故明显比往年多很多。

这是为什么？因为大家极度害怕飞机出事，转而都去开车，于是就导致车祸数量暴增。

我很理解大家害怕在坐飞机时遭遇恐怖袭击的心理，但如果因此选择自驾然后遭遇车祸，这就太讽刺了。

2004 年，印度尼西亚苏门答腊岛发生地震，引发的海啸夺走了 20 万人的性命。这一数字让很多人深感震惊，悲痛不已。

但事实上，全球还有这样一项数据：每年死于疟疾的人数大约是 429 000 人（2015 年）。也就是说，每年因疟疾而死亡的人数远远多过因海啸死亡的人数，只是我们不知道而已。

以上这些例子告诉我们，我们很容易在不知不觉中放大自己的恐惧，从而无法察觉其他更重要的事实，导致本末倒置。

恐惧就像上文提到的"它"一样控制着我们。

我们应该先掌握正确信息，然后了解事情的真相，这样才能消除恐惧。举个例子：担心自己身患重病的人不要在网上随意查资料（因为网上有许多错误信息），应该去医院接受正规的医疗检查，并相信医生的诊断。建议大家和自己约定好，不要产生无谓的恐惧心理。

行动　**把恐惧当作幻想**

现在让我们怀疑心中的恐惧。

消除恐惧其实是增加大脑空间的好方法。下面我来介绍两个具体的方法。

①把"What if？"（要是发生了这种事我该怎么办？）换成"So what？"（要是发生了这种事，又能怎么办？船到桥头自然直）。

当人处于恐惧中时，会习惯性说"What if？"。每当你想说这句话的时候，试试改成"So what？"，看看自己的心态会有什么变化。

② 你担心的事情有90%的概率不会发生。

加州大学洛杉矶分校的中心主任黛安娜·温斯顿（Diana Winston）曾说："我们担心的事有90%的概率不会发生。即使真的发生了，真正解决不了的概率也只有10%。"

也就是说，一件让你恐惧的事情真的发生了并且无法解决的概率只有 10% 的 10%，即 1%，这个概率非常低。

回顾你之前的人生，什么事是你曾经担心并且确实发生了而你真的束手无策的？

应该没有，对吧？就因为凡事总是有办法解决的，你现在才会在这里。

No.

4

如果你觉得周围所有人都与你为敌

假装微笑，操纵你的记忆和感情

人类只有一件真正有效的武器，那就是微笑。

——马克·吐温

● 人会被情绪操纵

人的想法会被情绪左右。

盖茨堡学院的伯恩斯坦等研究员所做的实验显示，处于青春期的少男少女在情绪不佳的时候，根本不好好对待父母。而当他们心情好的时候，又会把父母看成天使。[4]

我们看待事物的角度会被情绪影响，我们的"记忆"也一样。

莱文森和罗森鲍姆的调查指出，患有抑郁症的人回想起父母时，充满"父母一直排斥自己"等负面记忆，而过去曾患抑郁症但现在已经康复的人，和那些没得过抑郁症的人一样，关于父母的回忆并不是负面的。[5]

心理学将这种心情与记忆相互联动，回想起的记忆和当下的心情相同的现象称为"心境一致性记忆"。

🌑 笑容使人开朗

那么，人要怎样才能时时保持开朗呢？

日本研究员守等人曾做过一项颇有意思的研究：实验将受试者分成两组，用橡皮筋固定住受试者的嘴角，一组将橡皮筋绕过后脑勺，用橡皮筋拉扯受试者的嘴角使嘴角往上扬，露出人为的"假笑"。另一组将橡皮筋绕过下巴，把两侧的嘴角往下拉，露出人为的悲伤表情。在比较两组受试者的心情之后，发现前者感觉比较幸福，后者感觉比较悲伤。也就是说，只要让自己笑起来，心情就会变得开朗。[6]

不只是表情，身体动作也有同样的效果。

密歇根大学的钱德勒等人曾做过一项实验，也是将受试者分成两组。要求一组受试者在阅读故事时竖起中指（象征敌意），另一组受试者在阅读故事时竖起拇指（象征夸赞），结果竖起中指的那组受试者认为故事含有恶意，竖起拇指的那组受试者则认为故事很积极正面。[7]

不过，我们不可能一直用橡皮筋来人为地做出"假笑"。那该怎么做才好呢？

曾经有一位受过虐待的少年来到我的诊所。当他回想起自己被虐待的场景时，整个人都陷入了极度悲伤的情绪中。

▎笑容能操纵人的心情

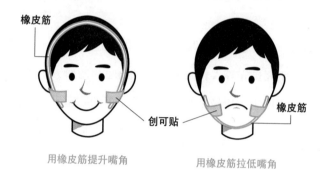

用橡皮筋提升嘴角　　　　　　用橡皮筋拉低嘴角

左边的人感到幸福，右边的人感到悲伤

摘自日本研究员守等人的研究（补充：守是人名）

看到这种情况，我当时建议他回想曾有过的幸福时刻。他想到的是考了高分被夸奖的那一瞬间，当他想起那段往事时，脸上自然而然浮现了笑意。

行动　准备一些一定能让你笑出来的笑料

我在自己的医院里养了一只治疗犬，每个月都会带它去剪毛。这只狗非常胆小，每次剪完毛后都会立马夺门而出，所以我一直觉得它一定很讨厌被剪毛。结果有一天我发现，宠物美容师给它剪毛的时候会清洗它的肛门。

这件事让我大吃一惊，然后我才意识到：原来它讨厌的是这项服务啊！

虽然我很同情它，但每当想起它被人清洗肛门时、清洗完毕后畅快愉悦的表情，我就觉得好笑得不得了。

于是，当我情绪低落或压力很大时，我总是会回想起它的表情。

那让你最开心的事情是什么呢？

仔细想一想，在脑海中找到那些让你无比开心的场景，之后每当心情不好时，都试着想起这些曾经为你带来快乐的场景吧。

另外，心情也会影响你待人接物的方式。[8]当你受欺负的时候，一定要翻出之前那些让你开心的笑料。

No.
5

如果你忍受不了焦虑
发火

焦虑与人类共生。焦虑永远不会消失，所以我们才要学习与焦虑共处的方法。就像和暴风雨共存一样。

——保罗·科埃略

避免情绪爆发的方法是"眺望"

假设有一天你突然感觉身体某一处很痛，这种疼痛感以前从未有过。你可能会想：我是不是生什么大病了？然后你突然想到最近有个朋友也是同样的位置很痛，去医院检查后发现是癌症。

于是你开始胡思乱想：我是不是也得癌症了？

这就是你的负面"想法"。与此同时，你也会感到"焦虑"。

和负面想法一样，负面情绪（焦虑、愤怒、厌恶等）也会占据我们的大脑。

人们对情绪的处理方式非常简单，不是任其爆发就是强行压抑。

让情绪爆发会引发问题，但就算选择压抑情绪，总有一天还是会爆发。因此，当你产生负面情绪时，建议你既不要爆发也不要压抑，而是选择"眺望"。

情绪会引发身体的反应，正如上面的例子所说，如果你担心自己得了癌症，那心脏就会加速。所以，我们要学会观察身体的反应。这样，情绪在无须爆发和压抑的情况下就能顺利过渡。

欧美国家现在非常流行冥想，据说目前已经有相当可观的市场，可见许多人的大脑都需要清理出空间。

大受欢迎的"正念疗法"和"内观"（印度古老的冥想方法之一，目标是专注于当下）也都强调要将注意力放在身体上。

话说回来，不知道你有没有发现，其实身体对情绪有一个非常不可思议的特质：对于不同的情绪，身体有时会出现相同的反应。

比如，当你感到"焦虑""愤怒"的时候，会出现"心跳加速"或"流汗"等反应。[9]

如果你想减少负面情绪，可以利用这个特点，采取下面这种方法。

行动 **感到焦虑时，试一试发火**

当你感到焦虑时，可以尝试发火。为什么呢？

因为"愤怒"和"焦虑"这两种情绪导致的身体反应很类似，所以大脑会产生混乱，这时如果发火，焦虑的情绪就有可能平复。当你感到焦虑时，可以一边发火一边振奋："事情怎么会变成现在这个样子，开什么玩笑！""有本事，就放马过来啊！"，这时你的心跳会加速，愤怒的状态和焦虑的状态十分相似。这样，大脑就会从焦虑转为愤怒，从而摆脱焦虑。

除了发火以外，"跳舞"也是一个不错的方法。

No.
6

如果你无法抛弃完美主义

那就把"算了吧"当作口头禅，防止大脑"爆炸"

认同、接受自己的不完美；认同、宽待对方的不完美。

——阿尔弗雷德·阿德勒

● "算了吧"很有用

那些成功解决问题的人，口中总是不约而同说着"算了吧"。

我的医院曾经来过这样一位患者：他是社会精英，因为人手不足和公司结构不够完整而压力过大。他已经和公司其他人员商讨了无数次解决方案，尽了自己最大的努力去做业绩，然而业绩依然不够好。最后，他一个人扛下了所有责任。

在我看来，这件事的核心问题在于公司结构，而不在于他。但有高度责任心的他过度责怪自己，导致自己病倒在床。

后来，他在经历了一段漫长的灰暗时期后终于找回了自己，现在时不时就会说一句"算了吧"。

"算了吧""这也是没办法的事""船到桥头自然直"……这些话乍一听好像输家才会说的话，但未必如此。

其实，这些话能帮助我们积极接受现实，接受"凭一己

之力肯定有无法解决的事情"这一事实，接纳现实和心中

"完美状态"之间的落差。

　　所以我才说，"算了吧"很有用。

🌑 学会接纳不完美的自己

　　人无完人。

　　被誉为名医的东京大学神经内科教授冲中重雄在退休时的演讲承认自己的误诊率为 14.2%。著名大提琴家马友友也说："比起完美的演奏，不完美反而更让人感动。"网球选手锦织圭也非常受不了自己的完美主义，曾表示希望自己不要过度期望每一球都很完美，而是学会接受那些即使不完美也能得分的球。

　　我们都知道世上没有完美，却又忍不住追求完美。

　　研究指出，这和大脑中一种叫"扣带皮层"的复杂结构有关。[10] 一旦过度追求完美，大脑就会全速运转，如果不加以控制，最后就会"爆炸"。

行动　把"算了吧"当作口头禅

我建议各位做一个"不完美主义宣言"。在我看来，"完美主义"本来就是凡事都追求成长的旧时代的负面产物，现在差不多可以放慢脚步了。

某项研究指出，完美主义者一旦发现理想与现实有落差，就容易变得抑郁或者自尊感弱。[11]

正因如此，才要放弃追求完美主义，用不完美主义来看待事物。只要不再执着于完美，就能为大脑清理出新的空间。因此，建议你把"算了吧"当作口头禅，不勉强自己做能力之外的事情。

No.

7

如果你想事半功倍

那就把重要事项安排在上午

保持冷静，集中精神，让自己不过度激动、不感到疲劳。

——迈克尔·舒马赫

学会控制紧张

知名高尔夫球手杰克·尼克劳斯曾说："如果当时能再紧张一点，那我就能再度赢下大满贯。"

人的工作表现和情绪高昂有密切的关系。但如果情绪过度高昂，也会导致过度紧张，反而导致表现不佳。

如果以情绪高昂程度为横轴，工作表现为纵轴，两者之间的关系如下。

▌ **情绪高昂程度和工作表现之间的关系**

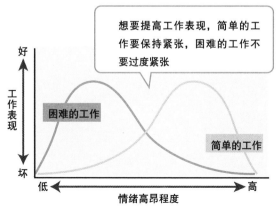

Myers, D. G.(2013). Psychology. Worth. 有所改动

简单来说，像尼克劳斯这样赢过多场球赛、早已习惯比赛的选手，如果比赛时没有保持足够的紧张感，就无法让自己情绪高昂，从而就很难取得好成绩。

反过来说，在面对高难度任务时，不过度紧张反而更容易表现优异。

举个例子：假设现在是篮球比赛的罚球时刻，罚球时需要球员比平常更专注。这时有大量观众观看，球员会变得比平时紧张，轻易就能超过保证工作表现的高峰，于是会造成过度紧张，从而出现失误。[12]

此外，通过调查哥伦比亚大学的学生发现，有自信的人更容易不紧张，与其他能力相当的人相比，更容易达到最佳状态。同样，充满自信的人也比过度在意结果的人更容易取得成果，两者的大脑运作甚至不相同。[13] 从这点来看，紧张与工作表现之间果然有紧密联系。

🌑 哪个时段的工作效率最高

一天当中什么时候工作效率最高这个问题，一直以来都众说纷纭。因为我们一整天的情绪会不断波动。比如丹尼尔·平克（Daniel Pink）在《时机管理》中就提到，早上跟上司汇报业绩比较容易被接受。

这个结论和科学杂志上刊登的一项研究结果一致。康奈尔大学的戈尔德和梅西研究了 5 亿多条社交网络数据后发现，人们清晨的心情较好，下午五点左右心情会降到低谷。[14]

此外，圣母大学的沃森（Watson）等人也做了一个实验，他们让 150 人分别记录每一天的心情，最后拿到了 450 份记录，结果发现人的情绪在起床后逐渐高昂，大部分人在起床后七小时到达情绪顶峰。[15]

如果你是早上 7 点起床，那你情绪最高昂的时刻就是下午 2 点左右。

另外，普林斯顿大学卡纳曼和克鲁格也做了一项研究，研究对象以美国女性为主，结果显示她们的情绪具有双向性。[16]

行动　**将重要事项安排在黄金时段**

　　由于数据来源不一样，所以这三项研究的结果有所差别。但当研究人员在综合多项研究并进行系统分析后发现，一般来说人们上午的情绪比较好，下午的情绪会变得有些低落，或者因为过度紧张而导致工作表现不够好。由此可见，非常重要的关键性工作最好安排在上午处理。

　　当然，每个人的情绪波动都不尽相同，所以最好能定期量化你的情绪（市面上有各种 App），找到自己的黄金时段（能发挥最佳实力的时段）。其实，我们并不需要时时刻刻拼命努力，在自己工作状态最佳的时候拼尽全力会事半功倍。

情绪研究的结果各不相同

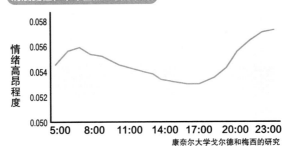

清晨更佳，下午五点左右最低落

康奈尔大学戈尔德和梅西的研究

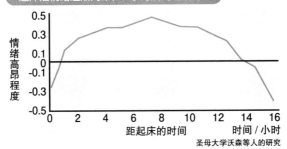

起床后情绪逐渐高昂，7 小时后到达顶峰

圣母大学沃森等人的研究

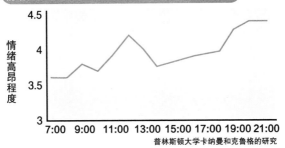

情绪在上午上升，下午较中午下降，晚上再度上升

普林斯顿大学卡纳曼和克鲁格的研究

No.

8

如果你想彻底转换心情

可以用音乐给生活贴标签

音乐是连接心灵与感官世界的媒介。

——贝多芬

音乐能拯救重症患者？

我每天早上洗脸时都会播放同一首歌，那就是坂本龙一的 *Merry Christmas Mr. Lawrence*（圣诞快乐·劳伦斯先生）的前奏。

这首曲子让我一边感受水流带来的清爽畅快感，一边感慨新一天的生活多么崇高与珍贵。老实说，这种感觉无法用言语形容，但每当我听到这首歌，就感觉这一天有一个好开端。

"思考"会夺走大脑的空间，但人们从音乐那里获得的生动鲜活的"感官知觉"，是只有人类才能感受到的独一无二的价值。即使将来人工智能替代了人类的思考能力，也无法替代人类感受这种价值。

白泽卓二医生跟我分享过一个故事：他任职的医院值班室里有人吹笛子，碰巧笛声传到了住院病房，结果发现重症患者的数量减少了。

　　事实上，音乐给我们带来了非常多的积极影响。

　　2015 年，伦敦玛丽女王大学的霍尔（Hole）等人做过一项整合分析（将多个研究结果整合在一起的统计方法），结果发现手术前后播放音乐不仅能减少麻醉药用量及手术后的疼痛与焦虑，还能提高病人对手术的满意度。[17]

　　我还听说过这样一个故事：有一位长年被抑郁症折磨的患者为了摆脱抑郁症的阴影，给自己制作了个人专属音乐清单，分门别类整理出悲伤时、烦躁时、焦虑时可以听的歌，当他处于某种情绪时，就去听相应的歌。这种方法的效果显著，帮他减轻了抑郁症带来的痛苦。

　　这几年，还出现了一些专门为医疗机构提供音乐的公司，如 Healing Healthcare Systems 公司。

　　任何人都可以上传自己的原创曲目，一旦被采用就能拿到两万日元左右的报酬。也许你的音乐会出现在某家医院里，说不定在不知不觉中就拯救了某个人。

● 什么样的音乐对人"有帮助"

那到底什么样的音乐才有效呢?

如果你想让自己的情绪沉静下来,不妨听一听英国乐团 Marconi Union 的 *Weightless*(《失重》)。这首曲子最初的速度是一分钟 60 拍,接近我们心跳的速度,接着缓缓降到一分钟 50 拍,因此内心也会跟着沉静下来。

音乐治疗师在研究后发现,人们在听完这首曲子后压力会减小 65%。不过,这方面的说法五花八门,效果也可能因人而异,我觉得最有效的应该是那种能让你怦然心动的音乐。

音乐除了可以用来调整个人情绪外,也能用来调整群体的情绪。

比如,如何利用音乐来振奋全家人的情绪呢?

在剧院听交响乐、在现场看摇滚演唱会时,你有没有感觉到整个会场的人融为一体了呢?

纽约市立大学的麦德森等人所做的研究发现,多人同时听一首音乐时,脑波会同步。[18] 尤其是人人都耳熟能详的音乐,更容易出现这种现象。

我们的大脑会因为熟悉、动人的音乐(比如副歌)而感到喜悦，并产生一种"整体感"。这项研究指出，听贝多芬的名曲比听作曲家菲利普·格拉斯的陌生曲子更容易让人们的脑波同步。

行动　用喜欢的音乐给生活贴标签

自己做一个个人音乐清单，用它来控制自己的情绪。首选特别能触动你的音乐，然后根据当下的心情来制作音乐清单。

当你感觉很痛苦时，用这些音乐给自己的生活贴上标签，让音乐和自己的生活相连接，也许就能找到能够改变心情的关键点。

当你能因此而获得好心情时，大脑的负担也能随之减轻。

No.

9

如果你把人生弄得一团糟

建议 10 次中用 3 次直觉，防止大脑疲劳

让自己像外行人那样横冲直撞、凭直觉做事，才能诞生灵感。

——冈本太郎

尾状核

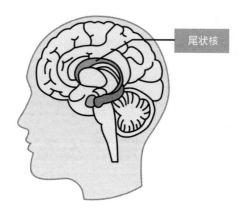

尾状核

尾状核

2011 年，理化学研究所的万（人名）等人做了一项研究，发现资深象棋手在凭直觉下棋时，大脑的某个部位会特别活跃。[19]

这个部位叫"尾状核"。象棋初学者经过 15 个星期的训练后，在思考下一步怎么走时也会用到这个部位。

令人意外的是，这个部位位于大脑核心——大脑皮质的下方，是大脑中比较原始的部分。

人的思考能力由大脑皮质来负责。现如今，人工智能的"思考能力"在某些方面已经超越了人类，甚至能在象棋比赛中打败人类。但这项研究发现了一件有意思的事情：位于大脑皮质下方的尾状核竟然与直觉有关。

小提琴演奏者在持续一段时间的练习后，会无意识地用手指按住琴弦，这时也会用到大脑皮质下方的部位 [这种现象被称为"内隐记忆"（implicit memory），和我们平常所说的记忆不一样]。

人类的直觉是反射性的，运用直觉不会用到思考时的关键部位——大脑皮质，因此不会过度用脑，这就是使用直觉的优势。

与其活在道理中，不如用直觉生活

日报歌手松田圣子曾在某次采访中说："我一直都是凭直觉而活。"

看来直觉和艺术、创造力之间有很大的关联。

日本京都有一座寺庙名叫龙安寺，这座寺庙以枯山水庭院而有名。龙安寺的庭院有十五块石头，不管从哪个方向看，都不可能同时看到所有石头。

一到毕业旅行季，学生会蜂拥而至。当他们来到庭院时，首先脱口而出的就是"哇，好漂亮！"当老师问"你们有办法同时看到十五块石头吗？"的时候，他们才开始思考到底能不能看到。

也就是说，"好漂亮"是直觉，"能不能同时看到十五块石头"则是道理。如果你想充分领略艺术之美，一定要好好珍惜看到艺术品后的第一直觉。

日本经典作品《善的研究》（西田几多郎）将直觉形容为"纯粹的经验"，意为纯粹地体验到美的那一瞬间，令人身心舒畅。

不过，比起运用直觉，人们已经习惯于用大脑来思考道理，而这会让大脑皮质疲惫不堪，进而导致人生更加艰难。

行动 10 次中 3 次用直觉来做判断

如果你的人生陷入困境，不妨放弃过多的思考，直接用直觉来做判断。就像当你看到秀丽景色时，不用思考它为什么那么美，而是让自己沉浸在最初的那份感受中。

荷兰研究人员斯迪克等人的研究显示，用直觉来做判断是一种相当有效的方法。[20]

不过，用直觉来做判断，可能会偏离现实，因此建议刚开始的时候，10 次中 3 次用直觉来做判断就行。特别是当情况比较复杂、难以判断的时候，要想办法掌握更多信息，再静待直觉。

电影《白日梦想家》中，西恩·潘饰演的职业摄影师想拍到喜马拉雅山上的雪豹，但当他等待已久的雪豹终于现身时，他却不拍了。对此，他说：“我不想被相机分心，我只想停留在那个瞬间。”（I don't like to have that distraction of the camera. I just want to STAY IN IT. Yeah. Right there. Right there.）

希望你也能像他一样，享受直觉带来的乐趣。

No.
10

如果你对内容彷徨

那就每天换一换手机 App 的排列方式

我们唯一能够确定所拥有的，就是此时此刻。不要错过当下！

——利奥·巴斯卡格利亚

例行公事会让内心彷徨

某天早上，我照例起床洗漱。刷牙、洗脸、梳头发……

但不知道为什么，我那天突然想改变洗漱的前后顺序，结果平时的节奏立马被打乱了。这时我才意识到，这些例行公事已经成为根深蒂固的习惯，变成了我人生的一部分。

在例行公事时，我们的内心可能会迷迷糊糊、彷徨。我们很容易一边例行公事，一边回忆过去、幻想未来，比如抱怨今天的行程、抱怨人际关系等。

这种内心彷徨的状态会占据大脑的空间，降低幸福感，这一说法我想很多人都听过。

为了避免这种情况，建议大家试着改变每天的例行公事，比如更换上班路线等。如果不方便，那可以试试转换办公桌的方向，调整桌上物品的摆放方式，甚至换一个地点工作。有些创意工作者灵感枯竭的时候，会选择换换环境。

有一项研究指出，当白老鼠住在有许多外物刺激的空间时，掌管记忆的大脑部位（海马体）的细胞就会增加。[21] 因为形式多样的刺激可以促进大脑发育。

● 创造变化，让内心停留在当下

如果办公桌的朝向一直不变，那大脑就会记住这个"环境"，并在不知不觉中配合这个环境。这样，创意就会千篇一律，大脑也容易为各种杂事所扰，进而导致大脑空间被占满。

这时候就需要有所变化。那如何改变呢？

·站着工作。

·在鞋子里放入硬币过一天。

·把手表戴到另一只手上。

大脑会对这些改变感到惊讶，然后脱离束缚，不再出现多余的思考。

行动　每天改变手机 App 的排列方式

　　埃默里大学的海森康等人做的一项研究表明，注意力训练可以锻炼负责切换注意力的大脑回路，减少内心的犹豫与不安。[22]

　　我推荐大家时常改变手机 App 的排列方式。对于现在的人们来说，使用手机早已成为日常生活的一部分。只要稍微改变手机 App 的排列方式，就会发现一些平时习惯的动作受到了干扰，借此就能减少不必要的思考和想法。

No.

11

如果你的内心七上八下

那就用拟声词来描述五感

别思考，去感受。

——李小龙

磨炼五感，感受当下

据说到 2050 年左右，全世界将有三分之二的人住在城市。日本医学博士养老孟司曾说，随着城市化的发展，我们也要越来越重视自己的身体。

当城市化发展足够快的时候，越来越多的人会坐在办公室办公，在外来回走动的次数会越来越少，这样，大家活动身体的机会就会大幅减少。

我感觉现在很少有人停下来感受当下、感受当下的身体状态。

如果想给大脑清理空间，那必须积极地将注意力放在身体上。为什么呢？因为当注意力集中在身体上时，用到的大脑部位和思考时用到的大脑部位不一致。

既然聊到了身体，那"五感"便至关重要。日本人原本就在感官上比较敏感，这一点从茶道便可得知。

森下典子的名作《日日是好日》记录了她长达二十多年

的茶道经验，并且描述了她在品论茶道时的五感。她发现不同季节的雨声有所不同，因为叶子会不断生长，雨滴反弹在叶子上的声音自然也就不一样。

触觉是五种感官中最早发育出来的感觉，也是人类历史中最原始的感官知觉。

从怀孕第十周开始，胎儿便通过触碰子宫内壁开始强化自己的触觉。

庆应义塾大学触觉研究专家仲谷正史指出，人类触觉的敏锐程度十分惊人，脚底甚至能感觉到直径仅数十微米的头发。

我还听过这样一个故事：刚从珠穆朗玛峰下来的人，嗅觉会变得极为敏锐。因为珠穆朗玛峰上生物很少，气味很少，所以从山上下来后，便能闻到原本闻不到的气味。不过，这同时也说明我们的嗅觉已经在日常生活中变得非常迟钝了。

行动 **锻炼五感**

如果你想清理出大脑空间，那就一定要锻炼自己的五感。

就像调酒师能在一次次调酒中锻炼味觉一样，我们的五感也是可以锻炼的。比如你可以买五支水彩颜料，随心所欲地挤出来，然后直接用手揉捏颜料，再将不同颜色混合在一起。这对你来说应该是难得的一次体验吧？

你也可以淋淋雨，感受雨滴打在皮肤上的感觉；或光脚走在草坪上，感受脚底接触泥土、草地的触觉。也许你这时才发现，原来穿着鞋子走路的脚从未有过这么鲜明的触觉。

仲谷正史认为，用拟声词或拟态词（模拟状态的单词）来描述触觉是一种很好的锻炼方式。我们甚至可以更进一步，用拟态词来描述五种感官知觉。

比如：看赫伯特·冯·卡拉扬（奥地利指挥家）指挥贝多芬第九交响曲的时候，用拟态词来形容卡拉扬的动作。

锻炼五感能让人从"思考脑"转换成截然不同的模式。这样，大脑的空间便会增加。话说回来，你愿意把思考这项任务交给人工智能，让自己发展出适用于未来的大脑吗？

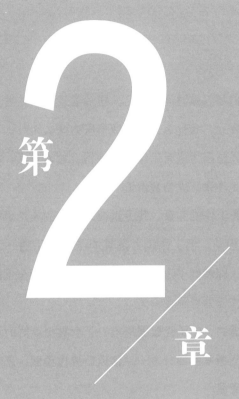

第2章

和工作保持距离

SPACE FROM WORK

要和工作保持距离

我们每天被时间追着跑，拼命做业绩，忙着忙着就可能迷失了自己。为什么工作让我们压力这么大？

首先是因为只有工作才能赚钱，才能生活。其次，人们会通过工作来实现自我价值。

因为工作的关系，我见过很多崩溃的人。虽然他们的压力各不相同，但工作压力是其中十分棘手的一个。为什么呢？因为即使你下班了，也会时不时地思考与工作相关的事情，工作压力也不会消失。

英国的一项研究数据指出，正念冥想能同时让思考与疲劳减少到原来的四分之一。该项研究也说明，思考正是大脑疲劳的原因。

所幸，目前学界普遍认为，总有一天我们不再需要工作，不必再为工作赌上自己的人生。如果你看清了未来的社会趋势，那可以减少工作的劳动量，选择可以守护自己的生活态度，掌控好和工作的距离，维持工作与生活的平衡。

那么，如何将工作与自己分开呢？如何才能不被人际关系压垮呢？

本章将告诉你以下几点：如何和工作保持距离、如何守护自我、如何减少疲劳感、如何创造更多工作以外的时间。

No.

1

假如你因为奔波于工作和家庭之间而感到疲惫

找一个"逃离点"

在那里，我们可以展现真正的自我。在那里，我们知道彼此的名字。

——克里斯托弗·彼得森

● 人都需要一个"逃离点"

有个日本人被公司调去美国工作，结果在美国的工作并不顺利，家庭也不和谐，一天 24 小时就好像待在战场上一样。

日本有下班后和同事一起喝酒的习惯，但在美国普遍是开车上下班，并没有这样的习惯。所以他才发现，自己竟然找不到一个能放松的地方。

有个概念叫第三空间（third place），于 20 世纪 80 年代由美国人雷·奥尔登堡提出。[1] 其指的是除了家和工作地点之外让你安心的地方，咖啡馆就是典型的"第三空间"。

纽约中央公园的设计者弗雷德里克·劳·奥姆斯特德就意识到了在大都市设置"第三空间"的重要性。据说他会在附近的医院发传单，邀请患者前往公园。不过，令人遗憾的是，随着城市化的发展，"第三空间"越来越少。

来我医院看病的患者也分别找到了各式各样的"第三空

间"，比如健身房、台球馆、咖啡店等。但也有不少患者始终找不到适合自己的"第三空间"。

曾经有名患者就迟迟找不到自己的"第三空间"，直到有一天突然想起自己有潜水执照，一时兴起去抓龙虾，结果偶遇大量漂亮的乌贼，于是才发现这里正是自己的"第三空间"。事后他带了当时的照片给我看，那天他的笑容比之前任何一次都灿烂。

● 会逃跑的人才坚强

"第三空间"里的人际关系要和工作、家庭不一样。

在专属于你的"第三空间"里，不去想平常的身份地位，回归最原始的自己，吐露一些平时不能说的心声，让自己过得舒服最重要。这种形式的社会连接更有助于长寿和身心健康，会让你变得更幸福。[2]

也许你一听到"逃"这个字就会心生抗拒，但我认为有勇气逃跑的人其实非常坚强。希望你不要再有"逃避 = 软弱"的想法，不要不懂变通、死板地应对一切事情。

有一项研究观察了德国 450 名急诊医生，结果发现女医生遇到压力时选择"逃跑"的次数多于男医生，而且更愿意寻求社会支持（他人的协助）。她们在必要时选择逃离并向人求助，你觉得这样的女医生软弱吗？你不觉得她们应对压力的措施非常合理吗？（她们在做本职的急诊工作时并没有逃跑）。[3]

我一开始提到的那个被外派到美国工作的日本人，经过很长时间终于找到了一个"第三空间"，那就是电器专卖店（看来他真的很喜欢电器）。而且，电器专卖店也在不远的地方，即使工作繁忙也能抽出时间过去。

从此他把电器专卖店定为"第三空间"，令人难以置信的是，他整个人逐渐放松，不再紧绷，第一次找到了人生中的安全场所。

另外，因为美国人按部就班地从学校毕业、求职、结婚、生小孩，为了履行责任而倾尽全力，没有一个能放松的地方，所以过了很久之后，那个被外派到美国工作的日本人才意识到"第三空间"的必要性。

行动　找到你的"第三空间"

你一定要找到那个专属于自己、能让你内心自由呼吸的"第三空间"。举几个例子：漫画咖啡馆、动物咖啡厅、常去的餐厅、共同办公室（这是工作场所，因此算是"2.5空间"，在这里能更加无障碍地沟通工作）、躺着看漫画的地方、出租车、车友会、享受自己爱好的地方。

希望你能在"第三空间"的帮助下，让"第二空间"（工作场所）逐渐偏移人生的重心。

北科罗拉多大学的索库普认为，聊天群等在线或虚拟的"第三空间"可以抚慰身心。[4] 还有一位研究人员发现，在线KTV"Smule"也可以作为"第三空间"。或许正如斯皮尔伯格执导的《头号玩家》的剧情那样，虚拟世界现在已经变成能让人远离现实的"第三空间"了。

No.
2

如果你想摆脱暗无天日的生活
那就设置"第四空间"

每个人在这世上都有一个心灵的栖息处，你会觉得"自己属于此地"，它会给你带来源源不绝的力量和生命力。

——马特欧·索

每个人都有一个属于自己的特殊角落

我认识一位公司老板，他公司的业绩一直不见起色，工作压力宛如泰山压顶，生意走进了死胡同。为了缓解自己的压力，他尝试了药物、按摩等各种方法，结果都无一例外失败了。

后来有一天，他突然跟我说找到解决方法了。我忍不住问他是怎么解决的，他说他的方法很简单——开车穿越沙漠地带。

洛杉矶近郊一直有一些沙漠地区，他对此已经习以为常，从未在意过。结果有一天他开车经过那里，不知为什么内心渐渐变得轻盈，开着开着压力就不可思议地慢慢消失了。

他说，也许是这片沙漠让他想起刚从日本来到美国时的心情。

我还认识一位社会女精英，她也是一直被压力折磨，一筹莫展。她说："我上次去洛杉矶北部的某个地方，发现自己的内心得到了救赎。我是不是应该再去一趟？"后来，这个地方就成了她拯救自己的秘密基地，她被压力折磨的日子也就此结束。

很多日本人认为有些地方会给人们带来能量，但这种说法缺乏科学性。我举上面两个例子也不是在说"某个地方能给你带来能量"这种不科学的话，我想说的是，人的内心要留有一个角落，这个角落具有非常重要的意义，它不是你的"第三空间"，而是"第四空间"。

● 家乡能拯救我们

说起每个人共通的"第四空间"，应该就是"家乡"。我将这种现象称为"家乡效应"，这种我们从小长大的地方远胜于"第三空间"。

一项针对 3 000 名劳工的调查数据显示，因为各种情况而迟迟无法返乡的人，出现心理问题的风险会增加 50%。[5]

事实上，我也有一些对我来说非常特别的地方。我说不出这些地方为什么特别，但每当我置身于此，不知为何我的内心就会平静下来。或许是因为这些地方的"质感"和布局与我很契合。

有时候我在山野间跑步，看到路边长着比较矮小的树木，树荫总是让我心情舒畅。正是这些细微之处让我能够从工作中抽离出来，内心有一种特别的感觉。

行动 找到属于你的"第四空间"

请把手放在胸口上。

如果你之前对一些事情有心理阴影或受过心理创伤，那我接下来要分享的方法可以让你在回忆、感到痛苦时内心平静。

首先想一想，第一个想到的对你很特别的地方是哪里？有哪些特别之处？想起它时，你感觉身体出现了什么变化？如果这个地方很远，不能说去就去，那你就把注意力放在这种感觉上，静待片刻。

"第四空间"有可能是：过去曾待过的寄宿家庭、充满回忆的旅游地点、WWOOF（世界有机农场机会组织）、有儿时玩伴参与的同学会。"第四空间"就是你的"安全基地"。

No.

3

如果你整天都埋头工作

那就确保睡眠，日程表上留
出 20% 的空余时间

我每晚睡着时都死了，隔天早上醒来时，就会重生。

——莫罕达斯·卡拉姆昌德·甘地

● 一旦睡眠不足，内心就会疲惫不堪

几乎所有被工作压垮的人，都没有充足的睡眠。

这些人的工作太忙，忙到不得不缩短睡眠时间。而且，由于被压力折磨得喘不过气，所以大脑忙碌到想睡也睡不着。

英国的劳动者数据显示，有高达 80% 的人在工作结束后，依然会忍不住去思考工作的事。[6]

如果你想消除压力、找回自我，最好的办法就是确保睡眠时间，并和工作保持一定的距离。所以，在做日程表时，就要从睡眠时间开始安排。第一步确保睡眠时间，然后再将剩下的时间安排给工作等其他事情。

这几年，睡眠不足造成的健康危害已经广为人知。日本的大分大学对 5 000 多万人的数据进行综合分析后发现，不足 6 小时的睡眠和死亡率上升之间有密切的关系。而且，睡眠时间过少会导致患糖尿病、心脏病、肥胖等病症的风险提

高 10%~40%。[7]

其他地区的研究也显示，一周工作时间超过 60 小时，得冠状动脉疾病（心脏血管堵塞会导致过劳死）的风险将增加 2.2 倍，睡不够 6 小时的人则增加至 3 倍。[8]

现在你明白为了工作而牺牲睡眠的行为有多么可怕了吧？

忙碌会夺走我们的人格

我曾对一位前来就诊的公司老板说："现在出去做你喜欢的事吧，做完再回来。时间自由，你自己安排。"结果过了大约十分钟他就回来了，然后跟我说："原来没事情做的时候，时间是这么度过的啊。"

我们的睡眠时间越是不足，就越是被时间紧追。与此同时，甚至还会失去一些非常重要的东西。

接下来我想分享一个我很喜欢的实验，是关于牧师学校（专门培养牧师的学校）的事情。

这项实验将学生分为两组，研究人员对第一组学生说，"下节课别迟到"，并催他们赶紧去教室上课。至于第二组学生，则不强调时间，直接让他们去教室。然后，在他们前往教室的途中，安排工作人员假扮成问路的人，观察这些将来要成为牧师的人是否会帮助他人。你觉得哪一组学生会伸出援手呢？

答案也许正如你所料：不赶时间的那组学生伸出了援手。也就是说，即使是将来要成为牧师的人，一旦赶时间，也会违背初衷，不去帮助他人。

这个实验说明，时间可以改变人的"本性"，让人本末倒置。

● 公司为什么要引入冥想？

很多美国公司都会在内部引入"冥想"。

美国安泰保险公司自从在内部为员工提供正念课程后，发现支付给员工的医疗费用明显下降，而且令人惊讶的是，公司的业绩也增加了。

上正念课可能会减少员工的工作时间，但正因如此，也增加了员工远离工作的空白时间，最后获利的仍然是公司。更重要的是，员工变得更加健康，公司很乐于看到这一点。

由于是按工作时间给予薪水，所以我们总是被时间追着跑。我们能拿到工资，靠的是在一定时间内完成工作任务。也正因如此，职场是一个"结果导向"特点非常明显的环境。

人们面对工作往往容易急躁，一心只想着赶紧完成眼前的工作，但这样效率未必高。

因此，谷歌也引进了正念疗法，在员工进行正念时，办公桌上的计算机会贴上"暂时停止工作"的贴纸。这是为了打破员工被时间束缚的惯性，让员工的工作效率更高。

实际上，这样做之后，不仅员工的工作效率更高，员工的身心健康也得到了加强。

我也是如此。当我从日常的工作模式脱离出来之后，会发现脑海中不断涌现出创意，感觉大脑的空白空间让我整个人的思考变得更加有深度。

行动　从睡眠时间开始安排一天的行程

如果你平常忙得脚不沾地，压力大到无法呼吸，那建议你从睡眠时间开始规划一天的行程。

在工作日程表上一定要记录自己"从几点睡到了几点"，确保每天的睡眠时间（原则上每天至少要睡 7 个小时）。然后再把剩余时间分配给其他事情。

如果晚上实在睡不着，那我建议你试试以下几种方法。

①身体扫描（body scan，正念疗法的一种）。

②使用音频 App（听故事）。

③使用白噪声 App（听雨声）。

④戴上有薰衣草香的眼罩。

很多人靠这些方法成功入睡。

同时，还要在一天当中留有让自己处于"空白"状态的时间。

比如，你可以每三个月设立一个"懒惰日"（lazy day），这一天什么都不做，懒洋洋地度过一天。

"懒惰日"是正念疗法的衍生概念，塔斯马尼亚大学的巴特利特等人对职场上的正念疗法效果做了综合分析之后，发现接受过正念疗法的人，压力、焦虑、失眠等整体健康情况都有所改善。[9]

我们可以利用远离工作的"空白"时间去帮助别人、和他人交流，这样能促进心理健康，让我们感到幸福。

　　所以，我建议大家在家里创造一个专属于自己的时间、设立一个"懒惰日"、拥有充足的睡眠，同时把日程表的20%空出来，这样才能将自己和工作分离。

No.

4

如果你被工作步步紧逼

那就在别人面前倾吐自己的脆弱

我们的强大来自脆弱。

——拉尔夫·瓦尔多·爱默生

SPACE FROM WORK 和工作保持距离

● 脆弱能够让你更强大

星巴克前董事长兼首席执行官霍华德·舒尔茨曾说："在领导者必备的品质当中，最容易被人忽略的就是脆弱性（Vulnerability）。"

在星巴克面临倒闭危机时，舒尔茨召集美国各地的店长，发表了一场鼓舞士气的演讲。据说他当时内心充满了不安和恐惧，但仍然鼓起勇气信任这些店长，没有隐藏自己的"脆弱感"，而是直白地对店长们说："我需要你们。"

另外，体育心理师田中京建议：大家在回顾过去时，不要只想着自己经历过的挫折，还要想一想自己是如何克服那些挫折的。

舒尔茨正是如此，他清楚地记得自己是如何通过那场背水一战的演讲来让星巴克起死回生的。我们要把注意力放在能让你振作的那股劲上。这就是脆弱的力量。

做愿意吐露心声的人

越南战争时，很多美国士兵都成了俘虏。他们被关在牢房里，不知道死期何时将至，每天都活在恐惧之中。

但是，有些士兵承受住了这种压力。后来，研究人员经过分析后发现，这些扛下压力的士兵都有一个共同的特点：会互相帮助。他们通过敲牢房的墙壁，和隔壁的战友用莫尔斯码交流（战俘不允许说话），互相吐露心声，互相给予对方安慰，就这样在相互扶持中度过了这场危机。

我有位患者在大公司工作，他通过跟我袒露内心的脆弱而度过了危机。他一直跟我抱怨他的上司和公司，说自己实在是撑不下去了。结果有一天，他突然恢复成原有的样子，然后说：“为什么我会这么有生气？”

还没等我回答，他就接着说：“说出来之后心情好多了。”

实际上，向别人吐露心声，可以帮助你客观看待自己的心情。

人要适当向他人展示自己的脆弱。做到这点的人，人生会更加轻松。

倾吐内心的脆弱并不代表你是弱者，反而说明你很坚强。

所以，在必要时要直截了当地向他人倾吐心里的脆弱，这可以让你和工作拉开一定的距离。你要有一个值得信赖、能和你推心置腹的朋友，听你吐露平时不好意思说出口的事情。

行动　向他人倾吐你的脆弱

不要害怕让别人看到你的脆弱。要知道，每个人都有脆弱的一面。另外，不要责备陷入痛苦中的自己，当需要他人协助时，要积极求援。

印第安纳大学的托伊特认为，向他人说出自己的脆弱能够滋养心灵，得到你的榜样给予的建议。[10]

即使被眼前的苦难击倒也没关系。你要记住的是，在重新振作时的那股劲头。

No.

5

如果你累得努力不下去了

改变一下自己的表达方式

注意你的思考，因为思考总有一天将化为语言。

注意你的语言，因为语言总有一天会化为行动。

——特蕾莎修女

SPACE FROM WORK 和工作保持距离

别用语言给自己施咒

下面是 2018 年 5 月，日本针对劳动法改革所做的新闻报道。

"于本次会期结束前全力审议法案"。

"我们会充分利用这段时间，尽全力审议法案。如果拼尽全力去做，自然会得到理想的结果"。

"竭尽全力让法案通过"。

"政府也想拼尽全力让法案成立"。

"期待在此项法案的推动上有重大进展"。

"针对国会目前推动的法案，我们在野党一定要非常努力，期待法案能有重大进展"。也许你觉得这就是平常普普通通的新闻，但如果仔细看，你会不会觉得"全力""拼尽全力""竭尽全力"等这种字眼太多了呢？

明明是要改革劳动法的法案，目的是让大家工作得更轻松，但在推进法案时如此用力，总感觉很奇怪。

有一个概念叫"自我对话"（self talk），是指对自己说一些积极的话。而这个方法在体育界有着非同一般的效果。

在 2011 年发表的综合分析中，研究人员发现，有 32 项研究证明"自我对话"能提高选手在赛场上的表现。报道中的政治人物，也许正是通过"自我对话"和利用词语来鼓励自己的。

据说，在日本劳动法对加班时长有所限制的情况下，日本人仍然一直工作，不动用带薪休假的比例达到了全球第一。在这个背景下，"竭尽全力""拼尽全力"这种自我对话（即使只是说在心里），恐怕只会让大家更加奋不顾身地投入工作。

所以，我想跟大家说，别再说"我会拼尽全力"了，给自己一个喘息的机会吧。

行动　改变自己的表达方式

有一个概念叫作愤怒管理（anger management，治疗愤怒的课程），它是针对各种情况设立标准，让大家明白"可以生气到什么程度""到哪个程度就不能再生气"。具体来说，是从中心点画出一个范围，找到"允许自己生气的圆圈""看情况判断是否要生气的圆圈""不要生气的圆圈"。

同样，我们也可以对"努力"设立一个标准，同时规定好在不同情况要使用什么语言。比如以下内容。

当你不得不表现出你的努力时，你可以说："我会竭尽全力。"

总体来看必须努力时，你可以说："我会尽我所能。"

只需普通努力的时候，你可以说："我会积极去做。"

不需要太努力的时候，你可以说："我会做到差不多的程度。"

不必努力的时候，你可以说："有心情就去做。"

像这样提前设置好在各种阶段需要用的回答，就可以避免一直使用"竭尽全力"这个词。

事先规划好大致的范围、确定不同阶段的处理方式，到时候由你自己来判断面临的情况属于哪一种程度。即使你感觉不得不努力，也要按照你心中的标准处理问题，而不是一味用"官方"的回答。

No.

6

如果你不知道何时该偷懒

那就用"疲劳指标"把疲劳程度控制在 70%

他人心中的尺度和你心中的尺度，刻度并不一样。

——相田光男

SPACE FROM WORK 和工作保持距离

不知道怎么偷懒

我有位患者长期深受压力的折磨。她是那种很较真的性格，又从事会计工作，所以在金钱方面简直是一丝不苟。再加上家中并不宽裕，又觉得自己没有照顾好丈夫，所以她一直在责备自己。总之，她凡事都要求自己做到 120%。

其实，社会上有很多这样的人，而这些人都有一个共同点：就算别人对他们说"力所能及就好"，他们也理解不了。因为他们已经习惯于超越自己的极限。

如果高估自己的极限、不断勉强自己，很容易导致过劳死。"努力是一种美德"这种社会价值观会把我们推向危险。

每当遇到这种情况，我都会跟对方说"我们做到 70% 就好"。

长时间工作会提高过劳死的风险

> 如果每周工作时间超过 55 小时，脑中风的风险会增加 1.33 倍。

41~48 小时 / 周	49~54 小时 / 周	55 小时以上 / 周
1.1 倍	1.27 倍	1.33 倍

※ 以每周工作 35 到 40 小时为基准，研究来自伦敦大学的凯维奇（Kivimäki）等人

研究人员根据欧洲、美国和澳大利亚共计 60 多万人的数据做了综合分析，结果发现工作时间越长，脑中风（过劳死的原因之一）的风险就越大。[11]

比如，如果以每周工作 35~40 个小时为基准，那每周工作 41~48 小时的脑中风风险会增加 10%，工作 49~54 小时会增加 27%，工作 55 小时以上会增加 33%。

但反过来说，原本每周工作 55 小时的人如果将工作时间缩短到 40 小时（大约减少 30%），那脑中风的风险就能降低 1/4。所以，考虑到健康问题，工作时间过长的人最好还是将工作时间逐步控制到目前的 70%。

工作时间适当变短较好，但仅仅是 70%，就有很多人做不到。

上文提到的那位患者花了不少工夫才接受将工作时间降到 70% 的提议。她总是埋怨自己的无能、没有尽职尽责，但其实只有长期将工作时间控制在 70%，才能发挥自己的真正能量。

行动　制定"疲劳指标"

由于我们很难觉察到自己的疲劳，所以才要将标准设在 70% 这个比较低的数值。如果你不知道 70% 的工作量有多少，那可以参考下面的标准，制定自己的疲劳指标，记住要以 70% 为目标。

首先，利用"疲劳指标"来推断你现在的工作量处于什么水平。

有种指标叫"小气的居酒屋信号"［小气的居酒屋的日文是：けちな飲み屋（のみや）］。这个指标是工作压力发出的危险信号，如果你无故缺勤、向他人诉苦、效率低下等，那说明你的工作量已经达到了 120%。

▌小气的居酒屋信号

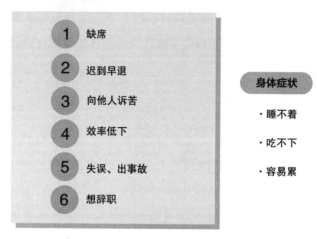

1. 缺席
2. 迟到早退
3. 向他人诉苦
4. 效率低下
5. 失误、出事故
6. 想辞职

身体症状

· 睡不着

· 吃不下

· 容易累

通过小气的居酒屋信号和检测自己的身体症状，可以确认你的疲劳程度

除此之外，还有信号可以推断工作量处于什么水平。如果你突然说不出某个东西的名字、身体会撞到东西，那说明你的工作量已经超过了 100%；如果你下班回家后觉得还能做别的事（比如做家务），那说明你的工作量在 90% 左右；如果你回家后可以和家人一起说说笑笑，那说明你的工作量在 80% 左右；如果你下班后还很有精神，想要出去逛逛，那说明你的工作量在 60% 左右。

也就是说，如果工作量在 70%，意味着你下班回家后还能做超过一件事情（例如洗碗、洗衣服等），而且有精力和家人说说笑笑。

　　除了以上这些标准之外，还有人会把耳鸣当作检测身体状况的指标。但不管用什么指标，我都建议你一定要设置自己专属的"疲劳指标"。

　　当然，标准肯定因人而异，在这里建议你根据实际情况和经验来调整自己设置的标准。

　　最后，千万别因为"偷懒"而怀有罪恶感。要知道，这本来就不是偷懒，而是确保"生活空间"、工作与生活平衡的必要条件。

No.
7

如果你承受了太多来自上司和公司的压力

那就通过"自我滤镜"来质疑他们

常识并不是大家都知道的常见的东西。

——伏尔泰

SPACE FROM WORK 和工作保持距离

◯ 用批判的眼光看待事物

我对高中课本里的一篇文章记忆犹新。这篇文章叫《人要有批判精神》，摘自《如何正确思考》（《正しく普えるために》讲谈社现代新书），作者是岩崎武雄。这本书鼓励我们要有批判精神，不要将别人的话照单全收。

事实上，批判精神也能让我们和工作保持一定的距离。

举个例子：有位普通上班族经常被上司恐吓，他为此苦不堪言，甚至到了想吐且站不起来的地步。他本来想去看医生，结果上司却阻止了他，因为他一旦去医院，上司对他职权骚扰的恶劣行径就会曝光。

虽然这件事非常不可理喻，但他因为长期遭受上司的霸凌，对上司言听计从，所以没能违抗上司的无理要求。从各种行为都能看出，他就属于没有批判精神的人。

上文提到的《人要有批判精神》这篇文章，就提到一点：不要在毫无批判精神的情况下盲从权威。

　　人们总是戴着一副无形的眼镜，这副眼镜是外界信息的过滤器。如果这个过滤器没有充分发挥功能，那外界的信息就会毫无阻拦地映入眼帘，而这副眼镜正是批判精神。

行动　**戴上名为批判精神的眼镜**

　　我之前工作过的那家医院，有一个叫作"道格规则"的工作压力处理方案。创建这个规则的人就叫道格，他是一位口无遮拦的咨询师。

　　这套规则里有很多一针见血指出工作不合理之处的话，比如"公司里没有所谓的公平""公司掌握着你的经济命脉""同事不是你的朋友和家人""能够掌控你的只有你自己"……

　　每当你感觉有哪里不对劲时，就戴上具有批判精神的眼镜，想一想"要是我会怎么想"，然后采取和公司 99% 的人都不同的看法。

　　中国西南大学的研究指出，懂得批判思考的人拥有较高的情商，擅长处理由大脑产生的情绪。[12]

　　自己的心灵，要由自己来守护。所以，上司说的话未必都是对的，要从客观的角度看待事物，有时要对对方的言论有所怀疑。我们需要有批判的勇气。

No.

8

如果你总是小心翼翼地看他人脸色

那就不要再暗自揣测，而是直接去问对方

我才不要做总是温柔体贴、替人着想的人。理由很简单，因为我没那个时间。

——史力奇［芬兰热门作品《姆明一族》(*Moomin*) 中的角色］

SPACE FROM WORK 和工作保持距离

暗自揣测只会让大脑疲惫不堪

有一次，我的上司走过我的工位，然后我们对视了一眼。当时我就想："咦，我最近做错过什么事吗？要是这次的工作测评不够好怎么办？我会不会被辞退？"

很多人都说，要成为一个会察言观色的人，要学会揣测对方的心意、替人着想等。这个社会好像把揣测别人的心情视为美德。然而，人们经常做过了头，而且还是朝着负面方向。

当我们在揣测别人的想法时，大脑的某个部位会很活跃。这个部位和"忧心将来、遗憾过去，从而让大脑疲惫不堪"的部位非常类似。虽然解读他人内心想法很重要，但这一举动往往也容易使大脑使用过度。[13]

我有名患者深信别人觉得他脸上的某个部分很怪异。他一直认为别人会觉得他的脸很奇怪，所以后来就害怕跟别人见面。

行动　直接去问对方

　　我给他的建议是，与其暗自揣测，不如直接去问对方，直接就问："我的脸看起来很奇怪吗？"

　　工作中也是如此。当你揣测他人心情、顾虑太多而徘徊不敢前进时，就大大方方地去问对方，不要过度使用自己的大脑。另外，也要调整自己和上司、工作之间的距离。

No.

9

假如每周一都很郁闷

那就在每周日晚上读读
名人名言

人生不该静待暴风雨过去，而要学会在雨中跳舞。

——薇薇安·葛林

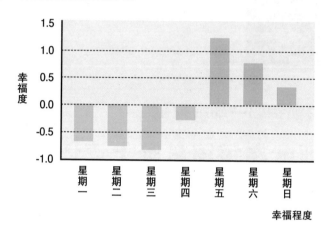

人在星期五时感觉最幸福

源自克雷默的研究

日本有一个词叫"海螺小姐综合征"，是指每到周日晚上，一想到第二天的工作，人就会变得郁闷忧虑。（注：海螺小姐是日本知名动画片，一般在周日 18:30—19:00 播放）

实际上，这一现象是有数据支持的。有项研究收集了从 2007 年 9 月开始的大约 3 年的社交网络帖子，一共有数十亿篇，将这些内容分为"积极""消极"，结果发现人们的幸福程度在星期五达到巅峰，星期六、星期日开始减少，星期一、二、三则处于最糟糕的状态。[14]

不过，研究也发现，负面心情不会持续太久。研究数据显示，当人们因为吵架、小孩生病、开车纠纷等各种事情而心情低落时，一般第二天就会有所改善。[15] 讲得更确切一点，就是如果出现了什么让你不开心的事情，那事情发生第二天的心情往往变得比平时更好。

因此，即使你在星期日晚上心情很差，也不需要太过在意。

行动　星期日读一读名人名言

星期日不妨通过名人名言来排遣郁闷的心情。如果能从名人名言中获得一些启发，那或许就能从"不想工作"切换到"我也要变得像他（她）那么厉害"的心理状态。

为什么名人名言能激发我们的干劲呢？这是因为人们会把受人尊敬的人、成就一番事业的人所说的话当作真理，然后容易听进去。

而且，名人名言用词精简，人们更容易受其感染。拉斐特学院的研究显示，两篇内容类似的文章，押韵的那篇文章更有说服力。从中可见语言的力量非同一般。[16]

No.

10

如果你怕被辞退

那就把办公桌整理到随时可以辞职的地步

本来无一物（万事万物原本就是空空如也，不该有执着之心）。

——禅语

SPACE FROM WORK 和工作保持距离

抱着随时都能辞职的心态

我曾经拜访过一位友人的公司，他的办公桌令我大吃一惊。因为上面什么都没放，仿佛没人用似的。而且，他的整理技巧也很令人佩服，所有数据都在云端管理，不论身处何处，都能立刻打开来看。

很多抑郁症患者觉得，打扫卫生有助于改善心情。我们的办公桌和房间布景，可能映照着我们的内心。因此，把这些地方打扫得干干净净，可能是一个将工作和自己拉开距离的好方法。

不过，我这位朋友把办公桌整理得如此干净，其实是另有原因。

他觉得，这样能让他随时辞职。

比起他的整理技巧，我更佩服他的这种姿态——不对公司卑躬屈膝。

司马辽太郎曾说，刻进日本人基因里的"公德意识"可追溯至战国时期。当时开垦远郊的农民被驱离中央，向"公家"发誓要尽忠。

现今日本依然残存着这种"公司＝自己的身份"的痕迹。而这个无形的"根"，在终身雇佣制崩解、不得不另找工作的情况下，就容易导致人陷入"身份危机"（identity crisis）。

行动 **准备随时都能辞掉工作**

大部分人在被辞退后，内心就会失衡。

芬兰和英国的研究人员针对近四千人进行的一项研究证实，退休后抑郁症发病率是退休前的 1.5 倍。[17]

为了避免这种情况，建议大家在上班的时候就和工作保持恰当的距离，让自己一身轻（比如把办公桌整理干净、不出卖自己的灵魂等），随时做好远离工作的准备。

当然，这并不是在否定大家对工作的热情。只不过，我们应该从整体出发来看待自己的人生，工作只不过是其中的一部分而已。

你做好随时可以辞职的准备了吗？

No.

11

如果你身陷逆境

那就不要勉强自己迎战，而是如杨柳般随风飘扬

唯有了解黑，才能深谙白。

——美轮明宏

不打无谓之仗

日本知名棒球运动员铃木一朗曾说："依赖肌肉力量的棒球运动只会不断退化。"

基于初动负荷理论（beginning movement load theory）的柔软有弹力的训练方式，给人一种"柔"的印象，而不是常见的"刚"。我想铃木一朗想表达的是，比起那些乍一看很强大的东西，"柔"的东西反而更强大。

我认识的一位社会精英在童年时期遭受过霸凌，这让他一直没有自信，总是对周遭的人和事感到畏惧。但有一天，他突然在一头受伤的熊身上看到自己的影子。据说熊在受伤后会变得更强，因为它身上背负着伤痛，所以不打无谓之仗。

知道这一点之后，我这位朋友的想法便发生了改变，他觉得自己这头受伤的"熊"比毫发无伤的熊更加强大。

真正的强大是"柔软飘逸"的

提起"强大"二字，我们首先容易想到的是岩石之类的东西。但其实真正的强大应该像杨柳那样，任凭风吹雨打，始终随风柔软摇曳，不会被折断。

一位从事客户咨询工作的朋友曾说："每天都有很多投诉，其中不乏有一些气到爆炸的人。对我们来说，反驳他们并不是一个好选择。我们要做的是接纳他们愤怒的情绪，理解他们的想法。一般这样做之后，他们便不再发火，会慢慢平静下来。"

这种做法聪明直接。

我们把面对困境仍不屈不挠的能力称为"恢复力"（Resilience）。拥有这种"恢复力"的人，思考方式比较灵活多变，柔软有弹性，不会在一棵树上吊死。

举个例子：有一项关于韩国空军飞行员的研究发现，思考的灵活度和人的心理状态有关。[18]

有一项针对大学生的调查结果显示，灵活且柔软的应对方式能够让自己免遭压力的侵袭。[19]

据说，爱迪生在实验室被烧之后曾说：这样就能从头来过了。

　　希望大家也能像爱迪生这样，用杨柳一般的姿态对待困境，像杨柳一般强大。

　　如果你现在正身陷逆境、遭受狂风吹打，换个角度看，或许这是你提高柔软度的好机会。与其正面对抗眼前的工作压力，不如细细体味柔软灵活带来的"空间"。这种心态的转换肯定会对你有所帮助。

行动　**从大脑开始改变思考方式**

　　我们要学会柔软地思考。关键点在于"柔软"二字。

　　比如遇到逆境时，柔软而灵活的思考方式是：这是让我成长的机会、眼前的逆境一定是有意义的等。

　　哥伦比亚大学的阿纳克等人所做的研究显示，柔软而灵活的思考会促进大脑细胞的新生。[20]也就是说，人在面对困境时如果能拥有灵活且柔软的内心，那大脑的"空间"也会有所增加，并重获新生。

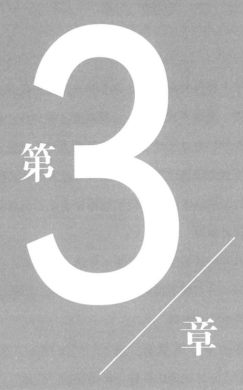

第3章

解放自己

RELEASE YOURSELF

解放自己，喜欢上自己

　　除了工作压力之外，自尊心弱也是侵占我们大脑空间的一大因素。尤其是现代人，总是对自己很苛刻。虽然美国人也是如此，但日本人或者说部分亚洲人尤其明显。对自己过度严格不仅会降低自我评价，还会导致人身心俱疲。

　　我的长期临床经验和科学数据都说明：自尊心对任何人来说都极其重要。

　　日本人极致的努力简直深入骨髓，当日本人身处一个群体之中时，会习惯于抑制自己的真实想法，不断压抑自我。而这无异于作茧自缚。

　　当今社会非常看重"增长""发展""成长""上升"，别人对你的评价往往会影响你的"生死"。也正因如此，人们会过度渴望获得他人的认可。

　　总和他人比较是负面情绪的来源，如果被人拒绝，那更是会让大脑疲惫不堪。

　　我们需要从根本上避免自尊心弱，然后解放自己、善待自己，这样才能让自己的人生更加积极和美好。

　　如果做到了这一点，那大脑就会释放出相应的空间，我们就更有能力去逃脱困境，活得更加精彩。

本章将有意识地关注日本人的特性，在比较文化论的基础上，介绍日本人应该如何适应国际化环境、如何活跃在国际化舞台。

在国际化和访日游客越来越多的今天，日本终于也迎来了尊重自我的时代。

希望你现在就解放自己，在自由的空间中发挥你原有的能力。

No.

1

如果你总是被人牵着鼻子走

那就养猫

人在独处和群体行动时，举止判若两人。

——古斯塔夫·勒庞

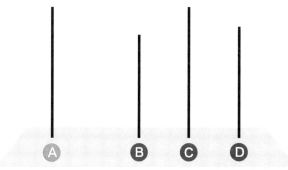

选出和 A 一样长的线

摘自斯沃斯莫尔学院的研究

◗ 过度配合他人，会导致自尊心弱

我们把配合其他人的行为称为"从众"。

斯沃斯莫尔学院的阿希做过一个很有名的从众行为实验。以五人为一组，先让他们看一条线，再从另外三条线中选出长度一致的那条。虽然正确答案一目了然，但其中四人都是研究人员假扮的，他们故意给出错误的答案，看看真正的受试者会怎么选。

这项实验的目的就是观察受试者是会贯彻自己的想法，还是会盲从他人。[1]

从众行为和自我评价成反比

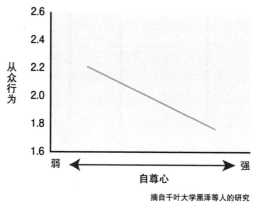

摘自千叶大学黑泽等人的研究

　　属于农耕民族的日本人，其国民性就是"从众"，因为
农作物需要大家齐心协力一同种植。

　　虽然这种国民性看起来很和谐友好，但其实隐藏着诸多
弊端。

　　千叶大学的黑泽等人运用阿希的方法进行研究后发现，
从众行为和自我评价成反比。[2]

　　一旦没自信，就容易盲从。或者说，如果过度盲从，就
会忽视自己的需求。

　　话说回来，日本的电视节目有一个现象让我觉得很不可
思议，那就是部分媒体喜欢炒作"离婚"和"出轨"的新

闻。电视名嘴和观众总是异口同声地批评事件的当事人，仿佛晚一步就无法加入批评一方一样。这本质上是"排除异己"的一种表现。

其实人们都在恐惧一件事：如果不顺从多数派，说不定自己就是下一个被攻击的对象。但要是这种从众现象进一步发展，最终会演变成非常严重的问题。

在指挥下做事，人会变得极其无情

耶鲁大学的米尔格伦做过一项"体罚对学习行为的效用"的实验，至今仍被大家讨论。

实验人员让受试者担任"老师"的角色，当眼前的"学生"（实验人员假扮）回答问题有误时，实验人员会命令受试者按下电流开关，电击对方。

"学生"回答的错误答案越多，电击力度越大，这会让"学生"感到痛苦。但即便如此，当实验人员命令受试者继续惩罚"学生"时，很多受试者都照做了。[3]

这项研究告诉我们：为了融入周围的环境，人有时会违背自己的想法，甚至可能做出越界的行为。

有一个我很感兴趣的调查数据。调查的问题是：你觉得日本人是喜欢狗的人比较多，还是喜欢猫的人比较多呢？

这项调查采访了 1 000 名日本人，结果显示喜欢狗的日本人有 46.9%，喜欢猫的日本人有 33.6%，两者都不喜欢的比例是 19.5%（调查来自 Cross Marketing 公司）。

狗象征从众，猫则象征独来独往、不受拘束。

行动　养猫

我希望日本人多学习猫。猫我行我素的态度值得想要脱离"从众行为"的人们参考。

这个时候，近来广为人知的镜像神经元便能派上用场。顾名思义，镜像神经元是指在观察他人的行为后，自己也采取相似的行为（就像照镜子一样）。

也就是说，如果我们观察猫的行为，那我们也会自动模仿猫我行我素的行为。这在心理学上被称为"观察学习"，是一种非常重要的学习方式。[4]

看看猫，反思自己，希望我们的社会也能像猫一样，让人们有更自由的空间。

No.
2

如果你想找回自我

那就培养一些不足为外人道的习惯

忠于自己，而非万物。

——安德烈·纪德

● **准备一些能让你自我调整的工具**

很多成就非凡的人都有自己的独特习惯。这些习惯一般不按常理，非常自由奔放。

比如美国知名励志演讲家托尼·罗宾斯建造了一座宛如瀑布的泡澡池，喜欢连头一起泡在水里；日本知名棒球运动员铃木一朗另辟蹊径选择了"初动负荷"这种训练方式，在长久的训练中已成为习惯。

我把这些习惯称为"工具箱"。箱子里放着属于你自己的独特工具，这些工具都是你在反复试错后收集而来的。工具箱可以让我们在日常生活中整顿自己，调整自己的状态。

不过需要特别注意的是，同一个工具未必适用于所有人。因此，每个人的工具箱应该是独一无二的。

当你想要远离工作、人际关系或压力时，这个工具箱便能派上大用场。另外，即使这些工具难以启齿也没关系，不如说越独特越好。

比如，日本前足球国家队选手长谷部诚在著作《整顿内心》（《心を整える》）中提到自己有一个"睡眠仪式"，设计得非常精妙。

因为出国比赛有时差和压力，所以他经常失眠。为了顺利入睡，他设计了好几个睡觉前的仪式。这套仪式非常讲究，甚至连香薰都要用特定的品牌。

无论你用了什么工具，有什么样的工具箱，重点都在于你能否从工作这项"公事"中找到自我。

行动　把自己的特有习惯塞满工具箱

做一个自己的工具箱，里面放一些应对不同情况的"工具"，比如"摆脱困境的方法""遇到危机时重整心态的方法"等。然后列出每一种情况的具体处理方式，同步放到工具箱中。

优思弗等人在做了 40 多个研究的综合分析后发现，这种方法确实能有效减少压力。[5]

当你的工具箱能派上用场时，一定要试试你的工具（应对方法），如果有效就继续留在工具箱中。另外建议记录一下哪种工具在哪种情况下有效，这样效果更好。

如果能不断重复这个步骤，你就会像有神奇宝贝卡片一样，变成能击败一切怪物的最强战士。

No.

3

如果你很自卑

那就笑笑自己的缺点吧

大声笑吧，不停地笑吧。最重要的是，让笑容带走你的烦恼。

每个人都有自卑的地方

人或多或少都有自卑之处。比如个子矮、腿太粗、不善言辞……

然而，现实中有很多人因为自卑而导致自尊心弱。

奥斯陆大学的达尔加等人在调查后发现，脸上长青春痘的年轻人自尊心比较弱，他们觉得自己是因为长青春痘而过得不好、人缘差。[6]

自尊心弱的人也很容易对手机上瘾。一项调查在采访了 6000 多个年轻人后发现，自尊心较弱的人在与其他人相处时比较敏感，所以研究人员推测这是大家沉迷手机的原因。[7]

日本人普遍自谦，很多人被夸奖后，第一反应就是"没这回事"。在几十个国家或地区当中，日本人的自尊心排名竟然在最后。[8]

日本人的自尊心排名是最后一名

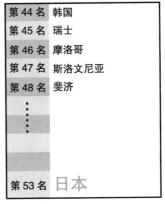

第 1 名	塞尔维亚
第 2 名	智利
第 3 名	以色列
第 4 名	秘鲁
第 5 名	爱沙尼亚
第 6 名	美国

第 44 名	韩国
第 45 名	瑞士
第 46 名	摩洛哥
第 47 名	斯洛文尼亚
第 48 名	斐济
第 53 名	日本

来自大卫·施密特等人的调查（2005 年）

如果你也是自尊心比较弱的人，我的建议是：当你被别人夸赞时，要回答"谢谢"，接受对方的夸奖，不要表现得过度谦虚和卑微。

"感谢"和"卑微、谦虚"是完全不同的概念。如果借谦虚之名一直表现卑微，那就无法获得自我肯定感，也无法消除内心的自卑。

那么，我们该如何面对这种自卑的心情呢？

加州大学伯克利分校曾调查过把自己当作笑料来取乐的

人，结果发现这些人性情开朗乐观，很少有心情不好的时候。[9]

据说大脑科学家茂木健一郎曾对自己的外表很自卑，别人在笑的时候，他觉得是在笑他长得不好看。

某一天，他下决心干脆把长相当作笑料来看，于是开始自己修剪那一头乱糟糟的头发。结果这反而成为他的"标签"，人们觉得这个造型有种独特的安心感和个人特色。

像茂木健一郎这样，接受自己的自卑之处，并且反过来加以利用，说不定是消除自卑的好方法。

行动　化自卑为笑料

把自己的自卑之处转换成笑料，同时还能形成"个人特色"。

人一旦放不下自卑之处，心态就会很消极。如果把自己的自卑之处转换成笑料，那原本令你自卑的地方反而会变成你的个人特色。

任何人都有自卑的地方。你是打算自卑一辈子，还是将自卑发展成个人特色，由你自己决定。人生那么长，不妨让自卑变成增强自尊心的要素。

　　这样，就能笑看自己的自卑，而这份从容还可能助你"起死回生"。

No.

4

如果你总是忍不住和他人比较

那就不要再在社交网络上"点赞"

爱是盲目的，而嫉妒则拥有最好的视力。

——香农·阿尔德

幸福是比较来的？！

你知道吗，拿奥运银牌的运动员远远没有拿铜牌的运动员幸福。[10] 这就是所谓的幸福相对论。

人总是不断地和别人比较，而幸福也来源于此，换句话说，幸福是从和他人比较得来的。

也许你听说过这样的事情：当某户人家中彩票后，周围邻居买新车的概率也会提高，隔壁邻居尤其明显。

原因正如你所料——邻居很羡慕中彩票的那家人，所以也不甘示弱地买了新车。[11]

有数据指出，每天看电视的人，每星期的花费会多出 4 美元。道理和上面的例子一样，因为电视上充斥着广告，所以人们便会下意识地被激起竞争意识，相互比较。[12]

社交网络也是如此，同样会引发人们的嫉妒心。多伦多大学的弗格尔（Vogel）等人做的一项研究指出，越活跃于社交网络的人，自尊心就越弱。[13]

行动　别对社交网络上的"点赞"抱有期待

我们如何逃离这种永无止境的比较？

一个办法是不再活跃于社交网络，但这对现代人来说基本上做不到。那就往后退一步，首先习惯在社交网络上得不到"点赞"的状态，然后不去和有一大堆朋友的人比较。要知道，想收获很多赞这种心理会让你远离幸福。

另一个方法是把精力放在"经验"这种专属于个人、没有衡量标准的事情上，而不是一直关注物品和金钱。[14]

No.
5

如果你在意别人的目光

那就刻意营造反差感

不要为你的长处骄傲，也不用为你的短处自卑。

无论是长处还是短处，都是上天赋予你的个人特色，是你最真实的一面。

——松下幸之助

反差才能彰显魅力

有位老板很爱照顾人，总是大张旗鼓地请员工吃饭，营造出坚强可靠的形象。但后来他跌了一个大跟头，于是跟员工坦白说："其实我这个人很脆弱。"

你猜员工会有何反应？结果是大家对他的仰慕之心有增无减。

这告诉我们，反差带来的力量胜过金钱。

人有很多面，如果某一面和另一面之间有很大的反差，那反而会让人感觉很有魅力。

所谓的"反差"，指的是和人们印象中的形象相差甚远，这给人一种出人意料的感觉和难以言说的魅力。当人们的情绪有所起伏时，对事物的印象会更加深刻。[15]

这个现象和肾上腺素有关。肾上腺素是与情绪高昂有关的人体分泌出的一种激素。人们常说，当发现对方有出乎意料的另一面后会更容易坠入爱河，这就和肾上腺素有关。比起无趣、乏味和一成不变，同时拥有截然相反的两面更容易引起他人的情绪波动，也会让你更有魅力。同时，他人对你的印象也会更深刻。

行动　**刻意营造反差**

列出你觉得和你完全相反或者不符合你风格的特质（如果想不出来，也可以去问问别人），然后尽快尝试展现这种特质。

不一定要"判若两人"。举个例子：平时个性一丝不苟的人，可以故意把衬衫拉出裤子外，做到这种程度就行。

这样，别人可能就会觉得有些意外，从而感受到你的魅力。在不断重复中，你就会越来越不在意其他人的眼光。

No.

6

如果你总是以他人为先

那就对自己温柔一些，先满足自己

不管其他人将未来交给谁，唯独你不可以这么做。

——吉米·罗恩

● 如果总是一味满足他人的期待，那对方和自己都没法被满足

我有一位女性患者，她习惯性牺牲自己，成就家庭，无论做什么都把自己放在最后一位。长年累月，每当她为自己着想时，就会有罪恶感。

她对此一直很苦恼，但发现苦恼解决不了问题，于是找到我，希望我能给一个解决方案。而我给她的建议是：任性一点。

对于这种类型的人，如果只是说"你也要好好照顾自己"，那对方肯定不会有任何改变。必须要让她改变性格，任性起来，才能恰到好处。

我还有一位患者，始终渴望被爱。然而，人心都是会变的，每当对方的爱意冷却，她便大受打击。她把自己搞得像一个容易被瞄准的标的物一样，一击即中。

后来，经过岁月的洗礼，她逐渐意识到：要先爱自己，这样才能更好地爱他人。做到这一点后周围人自然也会爱她。

为了获得别人的爱，而不顾一切地牺牲自己、为他人奉献，可谓本末倒置。

如果无法爱自己，就无法爱别人。如果对自己没自信、一味地满足他人的期望，那结果既不能满足自己，也不能满足他人。所以，希望大家能先满足自己的想法和要求，就算任性一点也没关系。

行动　反复对自己说一些能够治愈自己的话

大家可以悄悄对自己说一些能够治愈自己的话，比如"希望这些糟心事尽快结束""希望可以把自己放在第一位"等。

2015 年，陈姓研究员等人针对 23 项研究进行综合分析后发现，对自己说一些能够治愈自己的话能减少负面情绪，让自己变得越来越积极。[16]

怜爱自己也有助于抗衰老。研究发现，连续冥想十二周后，可生成长寿遗传物质"端粒"（Telomere，位于染色体末端、外观类似保护帽的物质）。[17] 不要觉得自己安慰自己很奇怪，善待自己对身心有好处。

No.

7

如果你不被他人重视

那就用自我肯定的说话
技巧，重视自己

要把自己视为珍宝，这样别人也许就不会敷衍待你。

——心屋仁之助

掌握自我肯定的表达方式

给大家分享一个美国人的故事。她已经四十五岁了，却仍然不会主动说"不"，几十年一直唯唯诺诺地活着。在职场上，同事总是把工作硬塞给她。

我深入询问后发现，她之所以从不拒绝他人，是因为害怕拒绝后会出现一些她不愿意见到的情况。

也就是说，她总是在意有没有让对方不高兴、有没有被对方讨厌。于是，她便把自己弄得像一个纸袋一样廉价。

她的恐惧是因为缺乏自信。人只要没有自信，就会让自己看起来很廉价，别人也不会好好待你。

虽然美国人普遍勇于表达个人意见，但还是有人说不出"不"，并且为此苦恼。美国人尚且如此，更不用说从众行为深入骨髓的日本人。

京都大学的研究指出，在日本，有时采取坚定的态度反而不利于工作。[18] 不过，如今日本社会越来越多样化，原本重视从众的社会风气也在逐渐发生转变。不管怎么说，比起盲从他人，我还是希望大家更爱护自己、重视自己。

如果你总是被别人牵着鼻子走，那"自我肯定表达法"（assertiveness）可以帮到你。简单来说，这个方法能让你在棘手的情况下，明确并毫无攻击性地说出"不"。

举个例子：你马上下班了，结果上司突然让你完成一个工作，你敢说"不"吗？

如果你这么回答，那就属于运用了自我肯定表达法："今天我已经有其他安排，明天一早再做可以吗？"在表达自己想法时要态度明确，而且不要情绪化。

运用自我肯定表达法的关键在于，真诚地面对自己和对方。坦率告知实际情况，说明哪些办得到、哪些办不到，根据情况给出确切的替代方案……这才是真诚的表现。如果面对对方的要求，总是回答"我知道了"，然后无条件地接受，这并不是真诚。

前面提到的那位美国患者，在掌握自我肯定表达法后，终于鼓起勇气说了"不"。出乎意料的是，她的同事并没有生气，还是如往常一样对待她。唯一不同的是，同事再也不会没有原因就把工作丢给她了。

行动　学会重视自己

　　国际知名的美国医院"梅奥医学中心"在官网中写道：自我肯定表达法不仅能有效增强自尊感，还能减轻压力，让别人更尊重你。

　　如果你一直以来都习惯于让自己看起来像一个普通纸袋，那建议你马上把自己升级为名牌包。

　　完成自我升级后，别人肯定不会再做出让你畏惧的行为，而是像对待名牌包那样对待你。

No.

8

如果你总是嫉妒别人

那就用"绝对标准"来思考，
而不是"相对标准"

乞丐不会嫉妒百万富翁，但会嫉妒其他乞丐的成功。

——伯特兰·罗素

人难免会嫉妒和相互比较

人类这种生物就是会把自己和其他人比较，然后产生嫉妒心理。

1998 年，迈阿密大学的索尼克（Solnick）和哈佛大学的海明威（Hemingway）发表了一个引人深思的研究报告。[19]

针对哈佛大学的学生和职员，他们提出了以下问题。

面对下面两种不同薪资水平，如果是你，你会选哪一个？

①你的年薪是 5 万美元，其他人是 2.5 万美元。

②你的年薪是 10 万美元，其他人是 25 万美元。

虽然②的年薪高于①，但①的年薪高于其他人。结果有 56% 的哈佛学生选择了①，也就是说他们更希望自己的年薪比其他人高。这个结果充分说明了一点：人们真的很爱相互比较。

第二次世界大战时，美国士兵在涨薪后仍然不满意。为什么呢？因为在他们之前已经有许多士兵提前涨了薪水，这淡化了他们加薪的喜悦心情。[20]

研究人员把这种和别人相互比较的现象叫作"参考点"（reference point），或"相对剥夺感"（relative deprivation，因相互比较而导致的疲惫）。

嫉妒是人性之一，我们总是在和他人比较，这场"战役"永远不会结束。而这种永不休止的"比较"会导致我们倍感疲劳。

就算你年收入增加了、生活水平提高了、工作表现更好了，但还是有人比你更好，所以人会永无止境地拼命向高处奋斗。

日本处于高速成长时期时，人们纷纷盛赞泡沫经济，而在泡沫破裂后，日本渐渐走到了如今这种比较恰当的位置。但现在仍有许多人把当今日本和经济鼎盛时期的日本相比较，以至于总觉得现在的日本无法满足他们。

但是，人类还有一项完全相反的特质。

举个例子：当你觉得自己的生活很痛苦，在看到因地震而无家可归、苦不堪言的灾民时，会不会顿时觉得自己的痛苦实在是微不足道？再比如，当你看到坐轮椅的人，会不会觉得自己的烦恼其实也没什么大不了？

研究显示，处于抑郁状态的人发现有人比自己的状态更糟糕后，心情会大幅好转。[21]另外，经历过焦虑发作的人，看了网站上其他人焦虑发作的视频后，就不再发作了。这都是"相对性"给我们带来的影响。

近年来日本开始出现"下流社会"（指社会底层）一词，这不仅仅是在揭示贫富差距，也是在反映部分日本人想和"下流社会"的人比较，从而获得自我满足的欲望。

八卦杂志喜欢大肆报道艺人的离婚消息，也是同样的道理。

不过，我们天生会对过得没自己好的人产生同情心（希望对方能够减轻痛苦）。实际上，有研究指出，这样可以增强我们的自尊感和提高幸福程度。[22]

比较永无止境，希望你别再逼自己穿别人的鞋子，适合自己的鞋子才是最好的。

不比较是接纳自己、喜欢上自己、让自己"自由"的重要一步。

行动　让自己习惯在社交网络上的比较

　　社交网络很容易刺激人产生比较心理。研究发现，当人们在社交网络上看到别人过得比自己好时，对自己的评价会降低。[23] 对此，我设计了一个方法：先看社交网络上让你觉得很羡慕的内容，然后对自己说"我是我"，再点赞这个内容。这样，就能锻炼你对"比较"的耐受力。

No.

9

如果你的内心总是无法被满足

那就通过奖励自己来逃脱
"无法被满足"的恶性循环

越是赞美自己的人生，值得称赞的事情就会越来越多。

——奥普拉·温弗瑞

◗ 目标永远没有完结的一天

我有一位患者是非常认真的人，他每天都列出当天该完成的工作任务。对他来说，要想升职加薪，必须这么做。

但是，当他成功升职后，又出现了下一个挑战，于是他为了完成新的挑战，又有各种做不完的任务。他累得筋疲力尽。

有一天我问他："你的最终目标是什么？"

他被我问得有点懵，想了想才说："不知道。"

我们每个人都有成就动机（achievement motivation），想要完成某个目标。马斯洛认为人的动机有不同阶段。

底层是生理需求。满足生理需求后，人会追求更高一层的需求，而"尊重需求"位于从高到低的第二层，接近金字塔的顶端。

也就是说，人在满足生理、安全、社会与尊重的需求后，就会渴望满足自我实现需求，即渴望"达成某项成

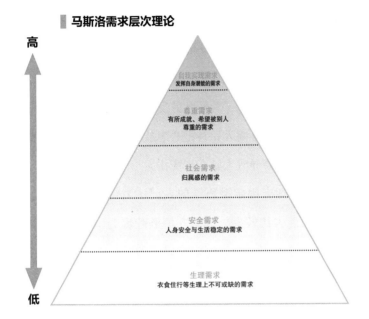

马斯洛需求层次理论

高

自我实现需求
发挥自身潜能的需求

尊重需求
有所成就、希望被别人
尊重的需求

社会需求
归属感的需求

安全需求
人身安全与生活稳定的需求

生理需求
衣食住行等生理上不可或缺的需求

低

就"。这也就是所谓的"向上心"。

向上心又被称为"成长型思维"（growth mindset），拥有向上心是健康的表现，会给我们的人生带来正面效果。

格兰特（Grant）等人在 2003 年所做的研究显示，意向专业是医学系的学生当中，拥有成长型思维的学生会更专注于学习，即使成绩不够好也不会失去自信，反而会更加努力，最终得到理想的结果。

相反，拥有"固定型思维"（fixed mindset）的学生一味在乎成绩，最后得到的成绩并不理想。[24]

另外，哥伦比亚大学曾对 500 多名学生做过一个名为"事件相关电位"（event-related potentials，ERP）的脑波检查，结果发现拥有固定型思维的人很喜欢和他人比较，进而导致大脑发生变化（前额叶的反应有所增强）。

有固定型思维的人始终把心思放在和他人比较上，却不努力向上，这会导致大脑产生变化。

此外，拥有固定型思维的人记忆力也不会特别好，维持记忆的能力比较弱，大脑左侧额叶也会出现改变。也许正是因为这一点，拥有固定型思维的学生在突击考试中的成绩并不理想。[25]

由此可见，拥有成长型思维和固定型思维的两类人的用脑方式并不相同。

● 即使达成目标仍无法满足

有些所谓的社会精英在不知不觉中就从拥有健康的成长型思维转变为目标导向的人。这是因为他们从小就不断被周围大人寄予期待，而他们也确实成功解决了许多问题。

这类人属于"高成就者感觉不满足"（high achiever

feeling inadequate）人群。也就是说，即使他们获得了很高的成就，也往往无法自我满足。

行动 每次达成目标，都要奖励自己

有位足球选手曾说，每当他达成某项成就时（比如在大型淘汰赛中赢球），都会奖励自己一块手表。这也是避免自己成为"目标需求"傀儡的一种方法。达成目标后给予自己奖励，这样做能够加深自己对完成目标的印象。

不过实际上还有一个更好的方法：每当你达成某个目标时，就给在你心中重要的人送一份礼物。看到对方开心的样子后，你也会很开心。研究指出，正确的消费方式能让人感到幸福。

对人们来说，从"目标需求"这一永无止境的旋涡中逃脱是一件非常重要的事情。每当你达成某个目标时，记得将这份成就深深烙印在自己身上，夸赞自己，感受成长的喜悦。

No.

10

如果你畏惧他人的批评

那就在该捍卫自己的时候捍卫自己，增强自尊心

畏惧批评，就是畏惧成功。

——拿破仑·希尔

● 该捍卫自己的主张时，就要勇于捍卫

这件事发生在 2018 年的世界杯，预赛是日本队对阵波兰队。日本队只要在这场比赛中和波兰队打平，就能晋级决赛。因此日本队选择不积极进攻拿分的战略，只是通过来回传球防止对方得分。

这场比赛在事后饱受球迷的批评，很多人应该对此有一些印象。

对于纷至沓来的各种批评，西野教练的回答是："战术如此。"

但我认为这个回答很一般，西野教练这样回答会更好："我们的队伍一直在非常辛苦地防守，大家真的很棒。"

对自己的战略很有自信、不理会外界批评，这对西野教练来说可能是更好的做法。毕竟这是西野教练捍卫自己想法的绝佳机会。

行动　有时要态度坚决地捍卫自己的主张

温柔而坚定（gentle and firm），这是某位公司老板在长年累月的谈判中总结的经验。有时我们应该用坚定的态度捍卫自己的想法。

同时掌握"灵活的应对方式"和"坚定的应对方式"，可以保护你，让你免遭外敌的攻击。这也就是前文提到的"自我肯定表达法"。有研究显示，日本护士在接受"自我肯定表达法"的训练后，自尊感有所增强。[26]

如果想增强自尊心，有时应该态度坚定，不对外界的批评照单全收。

No.

11

如果你感到无法喘息

那就享受"睡衣日"的乐趣

人这一生是为了谁？还不是为了自己。

——亚伯拉罕·马斯洛

无法逃离大框架的日本人

美国的小学有"睡衣日"这个活动。

日本有很多公司允许员工在周五穿牛仔裤上班，美国的学校在"睡衣日"允许学生穿睡衣上学。

这一天所有人都穿着睡衣上学，甚至有些学生会抱着自己喜欢的玩偶、穿拖鞋出门，老师也会卷起头发、穿着浴袍上班。大家都很喜欢和期待这一天。

美国的各类机构会规定"禁止做哪些事"，但日本的各类机构规定的是"哪些事非做不可"。比如日本的校规是"上学必须穿校服"，而美国的校规是"不准裸体上学"。从中可以看出，美国给予个人更大的自由。

从众行为深入骨髓的日本文化有一个特点：注重细节且从众。也就是说，日本人的国民特征是"在大框架上绝不标新立异"。

举个例子：在时尚方面，日本人喜欢"在规定的范围内打扮自己"，不会到离经叛道的程度。也就是戴一点装饰品、挑染部分头发等。虽然也有一些改变，但整体来看还是和大家一样。

从众文化会压抑个人的意愿

日本这些有形无形的规定多多少少会压抑个人的意愿。

萨塞克斯大学的邦德等人在对 17 个国家的数据进行综合分析后发现，强调个人主义的文化和社会，出现从众行为的比例很低。[27] 也就是说，尊重个体的社会不仅让个人生活得更自由，也会给个体提供更多自由的空间。

正如之前提到的米尔格伦实验（见第 113 页），尽管很多人会听从命令加大电流，但还是有三分之一的人不听从指令，而是根据道德标准来做判断。我们应该好好思考如何不过度从众，充分发挥自己所拥有的力量。

行动　设立"睡衣日"

　　我认为日本应该让大家有更多脱掉制服的机会。

　　站在全球的角度，会发现日本的从众文化已经很严重了。为了减少人们心中的忧郁与愤懑、提高个人的自由度和增强自尊心，日本社会应该把重心放在尊重个体上。

　　司马辽太郎曾说"转而以个人为中心"，大家不妨从这一点开始做起。只有每个人都能获得崭新的、充足的个人空间，日本人才能在国际社会上展翅高飞。

　　看本书的日本人，你们要不要也设立一个"睡衣日"呢？

No.

12

如果你难以承受挫折

那就去跑马拉松

跑步的痛苦会中和活着的痛苦。

——杰奎琳·西蒙·冈恩

🌑 大脑可以感受到被人拒绝的痛苦

被别人讨厌和拒绝后，人会心痛。被拒绝时还会伤害自己的自尊心。

那么，有没有什么办法能增加自己对拒绝的接受能力呢？

有的，这个方法就是"习惯"。

举个例子。好莱坞是世界娱乐业的中心，有位在这里工作的音乐经纪人曾说："我 99% 的自荐作品都被拒绝了。但我对此已经习以为常，如果习惯不了，那根本做不了这一行。"因为被人拒绝太多次，所以他的大脑也习惯了这件事，痛苦也就逐渐减轻。

▌前扣带皮层

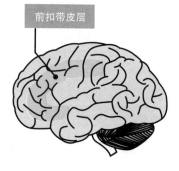

前扣带皮层

从生理学来看，我们在

遭到拒绝时，大脑的前扣带皮层会感受到痛苦。同时，在身体感到疼痛时，前扣带皮层也会产生反应。也就是说，遭到拒绝所感受到的"社交上的疼痛"和"身体上的疼痛"会导致相同的大脑活动。[28]

行动　跑马拉松

有个方法能增加你对被人拒绝这件事的耐受力。

研究发现，从事体能持久性项目的运动员，他们的前扣带皮层的活跃度特别高、运作能力特别强。因为他们从严酷训练的痛苦中慢慢锻炼出了耐受力。

如果你想变得百折不挠，那试试去跑马拉松吧。痛苦的时候告诉自己"再坚持一下"，这样就能锻炼大脑的前扣带皮层（注意要在适度的范围内）。当你被别人拒绝时，回想运动时的坚强意志，这会让你更容易克服眼前的困难。

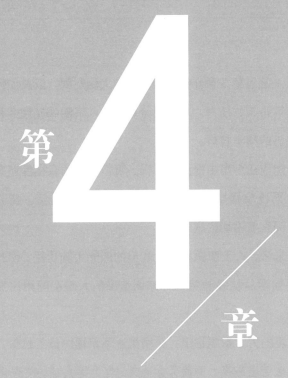

第 4 章

感受空白

TIME SAVORING

运用创造出的"空间"，让自己幸福

第 1 章到第 3 章介绍了如何创造大脑空间，以及如何远离工作等带来的压力。本章要分享的是：消除深度疲劳和获得幸福感的科学技巧。

正如我在前言中提到的那样，我们目前的幸福度还有待提升。而低幸福度和大脑空间不足（被负面情绪、疲劳占据）之间有着密切的联系。

在未来，人工智能将取代我们的部分大脑功能，因此，我们不妨顺从这股趋势，将你创造出的大脑空间用来提高幸福感。

印度的劳工数据指出，公司里生活幸福的员工越少，其员工的疲劳度越高。而疲劳会造成记忆力等大脑功能退化。

我们要充分享受自己千辛万苦腾出来的时间，用空出来的大脑空间享受人生。为此，我们要了解具有东方色彩的正念疗法等方式和技巧，而这也是大势所趋。

著名投资家谷家卫曾说过：后资本主义的社会"越来越需要东方国家和女性的价值观，而且需要提升社会整体的质量"。

幸福感带来的满足，能够帮助我们消除深度疲劳。在资本主义的繁荣下不能得到的东西，我们总算能在后资本主义时代通过一些方法获得。

No.

1

当你获得空白时间后

什么也不要做

这个世界上，"有钱人"和"富有的人"是两个概念。

——可可·香奈儿

重视时间的人比重视金钱的人更幸福

研究指出，拥有充裕的时间和幸福有着密切的关系。

宾夕法尼亚大学的莫吉内尔做过一项调查，他守在大学的咖啡馆入口，问准备进入咖啡馆的学生更重视时间还是金钱，然后让学生在咖啡馆里做自己想做的事（平均 30 分钟左右）。接着，派人观察学生都在做什么，并把他们做的事情分成了两类：①与人交流（面对面聊天或使用社交网络）；②读书。

结果发现，重视"时间"的学生在咖啡馆里和别人聊天的时间较长，而重视"金钱"的学生则用时较短。

然后他开始检测学生在离开咖啡馆时的幸福程度，结果发现重视时间的学生幸福度较高。通过这一点，他认为在咖啡馆里与他人交流和幸福度密切相关。重视时间的人喜欢和人交流，而和人交流会带来幸福。[1]

与此相关的其他研究也显示，重视时间的人比重视金钱的人更能感到幸福（即使在重视金钱的人占了 70% 的情况下也是如此）。这些研究都说明，用时间和发展来囚禁人们的资本主义社会无法为人们带来幸福。[2]

● 享受无所事事的时间

人工智能的发展会给人们带来"时间的空白"。

举个例子：坐上自动驾驶的汽车后，我们就不用再开车，这样就省了很多时间。这段时间你要如何度过呢？是工作还是做其他事情？

希望你意识到自己已经开始对如何利用这段时间而感到困惑。然后，感受这种静不下心的感觉。

到底该如何利用"空白"的时间？其实，你什么都不用做。

不管是人工智能还是自动驾驶，开发这些技术的最初目的都是让人类拥有更多时间。既然如此，用这段时间享受人生有什么不对？对资本主义已经麻木的我们不该再重蹈覆辙。给自己多留一些"空白"时间吧，别逼着自己分秒必争。

当你发现自己无法静下心、总想着把日程表安排得满满的时，试试让自己置身于"空白"的时间中。你要做的仅仅是这一件事而已。

行动　习惯空白的时间

想象你要生野营用的篝火。

有经验的人都知道，把木头叠得太密并非明智之举。木头与木头之间需要留一定的空间，让火苗充分接触空气，这样才能燃起火焰。

空出的时间也是如此。记得留下充足的空白时间，别把自己的日程安排得那么满，为自己保留一些什么都不用做的时间。

No.

2

如果你不想被困在过去

那就通过"品味"当下来发现幸福

你现在触碰到的河水，是河水流过去的最后部分，也是流过来的最初部分。记得活在当下。

——达·芬奇

● 寻找当下的幸福

有位久居印度尼西亚的日本男性来到我的医院，和我分享了他和印度尼西亚同事的这段对话。

"好想存够钱然后早点退休。"

"退休后你想做什么？"

"退休后啊，我想到热带的岛屿上无拘无束地生活。"

"啊？那你现在不就已经在过这样的生活了吗？"

顺便说一下，他在温暖的印度尼西亚的家里有好几位女仆照顾他的起居。

我有个洛杉矶的朋友曾跟我说："在洛杉矶生活太累了。受不了了，我想搬到生活更轻松的地方。"

但其实他原本住在美国东岸（那里非常寒冷），为了生活在温暖的环境中才搬到了洛杉矶，目前在洛杉矶才待了几年。

接着他又说："幸福的人无论去哪儿都能过得很幸福，但不幸福的人无论去哪儿都觉得不幸福。"

我们内心深处总是觉得"总有一天会幸福的"，然而，这一切都是幻想。

幸福的秘诀是：无论你的人生处于哪个阶段，都能从当下获得幸福。

不要一味地回顾过去

有位美国人曾说："开车的时候不要一直看后视镜。"

人生也是如此，一直回忆过去是很危险的行为。

研究发现，当人们反复回忆过去时，大脑会发生特别的变化。具体表现为："默认模式网络"（default mode network，在内心彷徨时活跃的组织）和"突显网络"（salience network，在注意力集中到某突出事件时活跃的组织）的连接增强。与此同时，"默认模式网络"和"背外侧前额叶皮质"（dorsolateral prefrontal cortex）的连接减弱，导致大脑回路处于胶着状态，于是人便陷入不断回想过去的层层迷宫中，走不出来。[3]

大脑回路陷入胶着状态后，会影响人的创造力。

哈佛大学的贝蒂等人做过一项实验，他们给 163 名受试者准备了绳子、小刀和砖块，让他们自由发挥创意，创造作品。结果发现，越是能自由切换默认模式网络、突显网络、背外侧前额叶皮质的人，创造力就越强。[4]

也就是说，如果人一直受困于过去，那大脑回路会陷入胶着状态，大脑的灵活度会下降，会影响人的创造力。

活在过去的人无法感到幸福

据说过去非洲的游牧民族马赛族感受不到"当下"以外的时间。当他们被关到监狱后，就会亲手了结自己。因为他们感觉不到"未来"，不知道何时才能解脱。正因为这种态度，让他们显得无比高贵。

而生活在现代社会的我们，坐标轴却不在"当下"。这会严重影响我们的创造力，让我们变得不幸。

当内心受困于过去和未来时，大脑回路会和内心迷惘时呈现一样的状态，默认模式网络会过度活跃，导致人们感到不幸福。[5, 6]

因此，如果想生活得幸福，一定要"活在当下"。这种将坐标轴放在当下、用正面的心态细细感受当下的行为就叫作"品味"（savoring）。

行动　品味当下

假设你现在和朋友一起在餐厅吃饭，欢聚时光转瞬即逝。此时，请你换一个视角，从远处观察你和朋友在一起的场景，观察当下这一刻。这就是"品味"的技巧。

将视角放在天花板的某一处，纵观包括你在内的整个场景。

你可以用这个技巧细细感受当下的自己，品味眼前的幸福，而不是沉溺过去、幻想未来。

这时你的身体也会感觉很"高兴"。以我自己为例，我在和自家医院的治疗犬玩闹时，能感觉到这种"高兴"从双手涌现。只要学会感受这些，让自己停留在"当下"，就不会被过去和未来玩弄于股掌之上。

No.

3

如果你想要长久感受幸福

那就多回想幸福的事情，让幸福的感觉增至两到三倍

有件事我终于想通了——我所拥有的，只有充满爱的回忆。

——史蒂夫·乔布斯

幸福也有保质期?

很多故事的结尾都是"两人从此过上了幸福快乐的日子"。但是，现实生活中，大部分人的幸福都不持久。举个例子，每当假期快结束或者星期天晚上时，你就会感觉幸福感在逐渐消失。

那我们该如何延续幸福的感觉呢?

我刚来到洛杉矶时，特别庆幸这里有温暖的气候环境，觉得自己不会再感冒。结果，可能是因为我的身体已经习惯这里的气候，最近我又开始感冒了。

正如身体会逐渐适应新环境一样，幸福也有保质期。也就是说，幸福感很难一直持续下去。这种现象被称为"享乐适应"（hedonic adaptation），能够让我们的情绪维持在水平线上，是人体一项重要的调节机能。[7]

比如，当我们心情低落时，一种名叫"稳态"（homeostasis）的身体机能会帮助我们振作起来。所谓"稳态"，指的是随时将身体保持在恒定状态的一种生物机能。

同样地，我们在感到"幸福"时的高昂心情也能回归到常规状态。原因很简单，过于低落的情绪和过度亢奋的幸福都不利于生物的生存。

行动　**反复咀嚼幸福的滋味**

延长幸福的秘诀是：反复感受幸福的瞬间。比如，跟别人聊聊自己的开心事，用身体表达自己的喜悦之情等。[8]我的建议是反复观看之前拍的让你感到幸福的照片。

像这样，通过三番五次的"咀嚼"，可以让幸福感延长两到三倍。

加州大学河滨分校的隆博米尔斯基的研究显示，回想为你带来快乐的事情，能让你的幸福延长 4 周。[9]

楔前叶

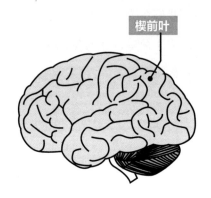

有研究报告指出，幸福与大脑楔前叶的大小有关。研究人员推测，这是因为楔前叶会用积极的态度对待过往的经验，于是便能让我们感到幸福。[10]

另外，你也可以通过以下方法来维持幸福感：想象如果现在变得不幸了该怎么办、[11]投资在经验而非物品或金钱上、想象今天是人生的最后一天。[12]

No.

4

如果你想对人生倾注热情

那就试试能激发内心欲望的三个步骤

你要相信：你的内心会引导你开出拥有独特才能的花朵。

——阿尔·扎哈罗夫

对事热情的人内心比较满足，工作能力也比较强

　　日本的职业棒球选手到美国职业棒球大联盟打棒球已经不是一件新鲜事。但是，将近 60 名日本选手前往大联盟后，只有少数几个人（好像是 4 个人）从始至终都待在大联盟，直到职棒生涯结束。

　　4 个人，也就是不到总人数的 7%，那他们有什么特质呢?

　　首先毋庸置疑的是，他们肯定有很强的打棒球实力。然后，据专访大联盟的记者所说，这些凤毛麟角的选手都有一个共同点：坚定自己的意志。

　　这 4 个人当中有前往大联盟的先驱野茂英雄和铃木一朗。他俩从不理会外界的声音，因为他们对心中的热情坚定不移。热情在他们的内心占据着重要位置，是他们前进的指南针。

　　也许野茂英雄和铃木一朗的选择有时不会立刻见效，甚

至在旁人看来不合逻辑，但对他们来说，热情是第一位的。

虽然热情是一种比较稀缺的"能量"，也很难长久维持，但是这股毫不畏惧地追求某个目标的热情能让人感到幸福。[13]

宾夕法尼亚大学的安琪拉·达克沃斯提出过一个知名概念——毅力（grit），指的就是持续追随热情的一股力量。热情的力量甚至胜于学历。

研究人员综合分析后发现，从事自己喜欢的工作的人，工作表现比较好，人生的满意度也比较高。[14]

寻找你的热情

不过，现代人甚至连自己想做什么都不知道。

举个例子：我认识的一个人参加了美国大型企业的面试，他已经顺利通过了一面和二面，就在他觉得自己肯定能被录取的时候，在终面时被判定为不予录用。原因是在他身上看不到热情。

你能看到自己身上的热情吗？你能找到让自己人生丰富多彩的"热情"吗？

　　Dropbox 创始人对"热情"的形容是"就像狗去追丢出的球"。为什么有的人没有热情呢？我想其中一个原因是，他们为了生存而不得不在艰难的道路上拼命前进，在这个过程中，心中的热情就被抛到一边了。

　　《美食、祈祷和恋爱》的作者伊丽莎白·吉尔伯特曾描述一个诗人突然有灵感的那一刻："诗的灵感转瞬即逝，所以才要迅速抓住它的尾巴。要是运气好抓到了，就一点一点把尾巴拉过来。因为抓住的是尾巴，所以诗的灵感是从结尾处开始往前显现。"

　　寻找自己热情的过程应该也是如此。热情不是根据逻辑推导而来，它一直以来都被压制，被厚厚的盖子盖住，如果不认真寻找是找不到的。更何况，热情一旦冒头，就会瞬间消失。

行动　**试试重新点燃热情的三个步骤**

　　我在诊疗中经常要帮助我的患者寻找热情。

　　有位患者深受恐惧的折磨，迟迟无法踏出自己的舒适圈（Comfort Zone）。这种类型的人，会把内心的热情埋得很深，就算想重新找回有过的热情，也无法战胜自身的恐惧。

我结合自己的经验，以及综合各种研究和文献（安琪拉·达克沃斯的《坚毅：释放激情与坚持的力量》，内在动机的概念[15]，成长心态，正念疗法，乔·卡巴金的《正念疗愈力》等）之后，找到了解决这个问题的方法。

一共可分为三步。

①偷偷列出一堆你想做的事。

写出一百个（或更多）你想做的事。不一定要用笔写下来，在计算机里打字也可以。然后给这份清单加密，再写一些疯狂的点子。这样，就能稍微摆脱抑制热情的心理。

如果这份清单里有模糊重点或画蛇添足的内容，建议直接删除。虽然当个梦想家很不错，但毕竟人生有限，我们要鼓起勇气"断舍离"。当你开始寻找热情时，有必要先抛弃内心"压抑"和"梦想家"的部分。

②展开行动。

从清单里选出几项任务行动。不行动，就永远找不到热情，所以一定要主动尝试。

有个创业者给年轻人的建议是："不管怎样先行动起来，然后持续做下去。"

除此之外，我也非常推荐一个人的旅行。旅行可以让你在非日常的环境下思考事情。建议去你感兴趣的、和日常生活环境不同的地方（比如自给自足的农家乐），也许你就能找到潜藏在心中的、出乎意料的热情。

③等待。

热情不是逻辑和道理，所以如果只靠思考，激发不出热情。

正如前文所说，强迫自己寻找热情只会让热情逃走，所以我们要做的是静待热情来临。

在你人生的某个时期，也许你总找不到热情，不要心急，可能是因为这时候孕育热情的条件还不成熟。你能做的只有一边冥想一边等待热情来临。正念疗法的"冥想"可以减少内心的杂念，指引内心的方向，让我们学会等待。

希望你时刻谨记于心。

No.

5

如果你想感受平凡的幸福

那就去接触大自然

大自然就像温柔微笑的母亲，静静地守护我们的美梦，让我
们享受幻想的乐趣。

——维克多·雨果

◖ 开放自己的五感

有人说："未来有一天，人造产品也许会变成我们的大自然。"

虽然我们也许真的会迎来这一天，但至少近期，大自然还是目前的这个大自然。

不过，有人预测，到 2050 年左右，全世界有三分之二的人会居住在城市，比现在更加远离大自然，同时人类的心理健康问题也会进一步加重。[16]

我曾与一位经营户外运动公司的老板面谈，他跟我说："我们一边感受大自然一边谈吧！"于是我们便驱车前往神奈川县的三浦海岸。那是一个风和日丽的冬日，湛蓝海水和葱郁绿树交相辉映，令人着迷。这位老板特别喜欢大自然，喜欢到干脆自己开了一家户外运动公司。

他说，人应该向大自然敞开怀抱。他用这句话来形容人类接触大自然的那一瞬间，这是他的独特表达方式。事实上也确实如此，在接触大自然的瞬间，我们的内心仿佛发生了一些改变，就好像打开了某个开关，五感全都活跃了起来。

大自然使人感到幸福

研究人员已通过综合分析发现，和大自然接触能让人感到幸福。

举个例子：卡尔顿大学的卡帕尔迪（Capaldi）等人在对30项研究（超过8500名研究对象）进行综合分析后发现，与大自然亲密接触能让人感受到积极情绪、增强生命力和提高对人生的满足度。而且这一点无关年龄和性别，对所有人都是如此。[17]

另外，斯坦福大学的研究也指出，当人们走在校园内接触大自然时，大脑中感受喜悦的部位会很活跃。[18]

为什么大自然可以治愈人心？目前我们还不知道答案。

不过可以确定的是，大自然超越了人类的层次，无法被人类创造。

我想，也许是因为大自然的层次超过人类的智慧，所以才能给予能量吧。

　　在那次和户外运动公司老板的面谈中，我感受到了"重回母胎"的感觉。大自然让我感到安心、放松，让我仿佛回到了童年。有人曾说：人类从上古时期就培养出了"对大自然的热爱"。[19] 刚刚提到的综合分析也指出，内心感受到自己和大自然有连接的人生活得更幸福。

行动　沐浴于森林之中

　　"森林浴"这一概念如今已广为人知。宫崎良文是研究森林浴首屈一指的学者，他的研究数据显示，森林浴能有效降低血压，提高副交感神经（有助于放松的神经）的活跃度。

　　基于多个随机对照实验进行的系统综述（systematic review）也表明，森林浴可以有效减轻压力和减少负面情绪。[20]

　　我曾经在哥斯达黎加体验过森林浴，当时感觉所有感官都被调动了起来，而且身心极致放松，至今难以忘怀。

　　你可以在自己家里放一小段柏树枝，时不时拿起来把玩。这样，即使你身在大都市，无法随时接触大自然，也能在内心感受和大自然的连接。

No.

6

如果你想对未来充满期待

那就正视事物的不确定性

试着打开一点你的灵魂之门，随时准备好接受一场让你恍惚的体验。

——艾米莉·狄金森

● 之所以恐惧未来，是因为未来无法预测

我有朋友去了美国的死亡谷国家公园，回来后跟我们说："那里有会走路的石头。"这引发了我们的讨论。

我听到这件事后，觉得自己不能错过这一奇景，于是迅速租了一辆车，提前查看天气和时间，做好万全的准备后出发前往死亡谷国家公园。

我花了 7 小时才到死亡谷国家公园，其中 2 小时甚至在荒野中。但当我抵达后，只看到一块干燥的平地上有一块明显是人为移动的石头！我大失所望，垂头丧气地回家了。

然而，过了几周，我才知道真正的"会走路的石头"其实就在当时距我一千米外的地方。而我明明做了周密的计划，却去了一块荒地。

你有过类似的经历吗？不管事前做的计划多么周密，总会遇到意料之外的情况。

实际上，大多数人都不喜欢面对不确定性。

有人说："聚焦当下需要勇气。"其实就是说，人如果有余力聚焦当下，就会忍不住想要掌控未来，否则就会忧心忡忡。

我们中的大多数有"不确定性恐惧症"，害怕未来难以预料的事情。那该怎么做才能不过度着眼于未来呢？

如果想克服不确定性，那就要正视不确定性

有人问徒手攀岩者亚历克斯·霍诺尔德："你如何面对那种濒临极限的恐惧？"

他的回答是："不去害怕面对恐惧。"

也就是说，克服恐惧的唯一方法就是正视恐惧。如果不正视它，即使能暂时逃离，但终究还是摆脱不了恐惧的影响。

研究人员用 FMRI（functional magnetic resonance imaging，功能性磁共振成像）检查了他的大脑，结果发现了一个惊人的结果：大脑中的杏仁核是对恐惧产生反应的组织，而他的杏仁核完全不起反应。

研究人员推测，他应该是在无数次面对恐惧的过程中锻炼了自己的杏仁核，对恐惧已经有耐受力。而这个道理也适用于面对不确定性的时候。

长岛一茂是活跃于日本综艺节目的前棒球选手，他是著名职业棒球运动员长岛茂雄的儿子。长岛一茂在著作《我不敢搭车》（《乗るのが怖い》）中曾经直白地分享过自己恐惧症发作的经历。严重的时候他甚至不敢坐地铁，不过，最后他找到了自己独特的克服方法：刻意安排让自己独处的时间、刻意让自己处于饥饿状态（孤独且挨饿）。这些方法都是在直面恐惧。

行动　主动拥抱不确定性

我一直有个梦想：来一场肆意的旅行，双手空空地前往机场，随便搭上一班即将起飞的飞机。

要出去几天呢？花多少钱？事前准备充分吗？安全吗？一想到这些问题，我就不禁担心起来。但正因如此，我才想试试。

幸运的是，现在市面上也有一些无目的地的机票。除了目的地不确定以外，在其他方面多多少少都是确定的，所以我可以先从购买这种机票试试。

刻意让自己置身于不确定性当中，就会发现一些意想不到的事物，激发出意料之外的好奇心。反过来说，正是因为我们被恐惧支配而不敢踏出舒适圈，所以错失了收获意料之外的喜悦与感动的机会。

No.

7

如果你想抓住幸福

那就期盼路人幸福

其实你一直在接受他人的馈赠，即使那仅仅是一份关切。

——安妮·弗兰克

TIME SAVORING 感受空白

"利他"会让自己幸福

2006 年，日本东北学院大学的大竹等人针对 70 多名女大学生进行了一项调查，结果发现"持续一周的利他行为"可以有效提高自己的幸福度。[21]

此外，一项针对 27 项研究、超过 4 000 名受试者所进行的综合分析也指出，"利他行为"能提高幸福度，程度从轻度到中度不等。[22]

有一位名校生不知道为什么总是无法融入大学环境，留级了好几年。有一天他决定去灾区当志愿者，然后在捕捞牡蛎的船上帮了几个月的忙，回来后他仿佛完全变了一个人，接着他就顺利毕业了。

实际上，参加志愿者活动也可以提高自己的幸福度。

南安普顿大学的塔巴萨姆（Tabassum）等人的研究发现，这种效果尤其在 30 岁以后特别明显，担任志愿者的活动越多，效果就越显著。[23]

● 期待是滋生愤怒的温床

太空探索技术公司（SpaceX）的 CEO（chief executive officer，首席执行官）埃隆·马斯克（Elon Musk）曾说："幸福来自期待与现实的差距。"

也就是说，当现实超越期待时，人们便会感到幸福。

人们会对各种事情抱有期待。当我们对别人好时，会期望得到对方一句感谢的话，也期望获得人们的称赞。但只要对他人抱有期待，就无法感到幸福。

结婚便是一个很典型的例子。一项研究指出，如果对对方的期待过高，婚姻就很容易出问题。

相反地，对对方不过度期待，即使是一些小事也相互表达感谢的夫妻，往往婚姻更持久。[24]

如果有人找我做婚姻咨询，那我的建议是：不要对你的结婚对象抱有过高期待。

其实，这正是维持婚姻关系的一大秘诀。当对对方抱有期待时，就会忍不住希望对方做到这个、做到那个，然而现实往往事与愿违，这样就会引发自己的愤怒情绪。所以，期待是滋生愤怒的温床。

🌑 不期待回报

不列颠哥伦比亚大学的一项调查显示，人们给别人花钱，比给自己花钱更容易感到幸福。[25]

当然，这不是让大家一直奉献，毕竟一味付出而不好好照顾自己，肯定会出问题。这项研究主要想说明的是：别总是对他人有所期待，别总想要得到他人的回报。只有真心为他人付出，才能真正抓住幸福。

从现在起，别再计较他人的回报。因为在对别人好时你已经获得了相应的幸福，根本不需要再得到对方的回报。

主营户外运动服装的公司 Patagonia 坚持不上市，而且部分商品可以免费维修，这简直与资本主义背道而驰，完完全全是在给顾客送福利。就因为这一点，该公司善解人意的员工比例占了 94%，对这份工作感到自豪的员工比例更是高达 96%。

行动　期盼与你擦身而过的人能获得幸福

如果你想让自己的内心一直充盈、始终感到幸福，那就要主动利他并不求回报。"利他"不仅仅是做志愿者等，还体现在一些日常生活中的小事上，比如让别人先乘电梯等。

这里教大家一个很简单的方法——期盼与你擦身而过的人能获得幸福。

有一项研究显示，只需一两分钟，期盼不认识的路人获得幸福，就能有效提高幸福度。[26]

这些细微的举动做起来毫无成本，但日积月累后能让你收获满满的幸福感。

No.

8

如果你想过上充满正能量的人生

那就直接表达感谢，
延长幸福感

不是因为喜悦而感谢，而是因为感谢而喜悦。

——大卫·斯坦尔德－拉斯特

● 感谢能磨炼自我

感谢是让人获得幸福的绝佳方法。

伍德等人分析了二十多项研究结果后发现，感谢的心情能带给人们各种积极效果，比如身心变得更加积极、人生的满意度得到提高等。[27]

同时，南加州大学的福克斯（Fox）等人用 FMRI 测量人们在怀有感谢之情时的大脑活动后发现：人的感谢心情与前额叶皮质和前扣带皮层密切相关。而这些大脑组织和道德观、主观的价值判断以及自我认知有关。[28]

也就是说，感谢的行为会影响人的道德观，然后给人们带来正面情绪。

行动　直接表达感谢

如果想提高自己的幸福度，先采取一些简单的方法：在一周内写出五个令你感谢的事物。

患有神经系统疾病的人必须搭配运动治疗，但大多数患者会觉得运动很辛苦。不过有研究指出，患有神经系统疾病的患者在培养感谢的习惯后就会燃起干劲，一周的运动时间也会增加一小时。[29]

此外，塞利格曼（Seligman）等人的研究指出，写感谢信并亲手交给对方，也能有效提高幸福度，而且获得的幸福感甚至能持续一个月。[30]

由此可见，想要变得更加幸福，还是直接表达感谢更有效。日本有写贺年卡、中元节写感谢信的习俗，下次不妨写一封感谢信，直接交给你感谢的人。

No.

9

如果你想提高幸福度

那就跟周围的人搭话

用伟大的爱做平凡的小事。

——特蕾莎修女

◐ 和人打招呼使人幸福

出去旅游时，你会不会和陌生人打招呼呢？

有个人在爬山时，一开始不和擦肩而过的人打招呼，对方也不主动搭话。但当他开始主动问好后，对方也都回应了他，这让他感受到一股莫名的幸福感。

你有没有觉得在医院的候诊室、电梯、地铁里遇到其他人会很尴尬？虽然很想和旁边的人搭话，却没有勇气。我们会担心对方要是不理自己怎么办，所以就尽量不跟别人打招呼了。

芝加哥大学的埃普利等人做过一项实验，他们以坐地铁通勤的人为研究对象，调查这些人在地铁上跟人搭话与否对幸福度的影响。结果显示，和他人有所交流的人，比沉默不语等待时间过去的人拥有更高的幸福度。这个结果和埃普利最初的预测完全相反。[31]

行动　日常生活中多和他人互动

出门旅游的时候，人们比较愿意开口向人搭话，可能是因为这时内心比较从容。不过，其实在通勤的路上也有很多机会，只是大部分人的心里一直想着工作的事，以至于错过了机会。

建议你一定要找个机会和旁边的人搭话。比起工作得到的薪水，人们更能从日常生活的空白当中感受到幸福。

我推荐的另一个方法是：和别人一起享用美食。布斯贝等人所做的研究发现，和陌生人一起分享巧克力，会让人感觉更加美味，同时也能提高幸福度。[32]

相信很多人都有这样的经验：和他人一起吃饭后拉近了彼此之间的距离。科学杂志《自然》（Nature）刊登过一项斯坦福大学做的有关小白鼠社交性的研究，结果发现，小白鼠的社交性和被称为"幸福激素"的血清素以及被称为"爱情激素"的催产素有关。由此可见，和他人交流能让我们感到满足。[33]

No.

10

如果你想永远幸福

那就要知道你的"足"与"不足"

在意识到我们的内心才是宝藏的那一瞬间，我们才是真正活着。

——桑顿·怀尔德

● 人们总是欲壑难填

阿姆斯特丹大学的范普拉格（VanPraag）等人所进行的研究指出，人们的工资越高，就越希望加薪。举个例子：给员工加薪 1 美元后，员工就会想要再加薪 1.4 美元。也就是说，我们的欲望无边无际，欲壑难填。[34]

人们常说"知足常乐"，要感谢自己现在拥有的东西。"知足常乐"能跨越地域和时代的限制，意义非凡。

托尔斯泰在《战争与和平》中也写道："之所以感觉不幸福，并不是因为缺什么，而是因为想要的太多。"

我们总是想要更多，而这种永无止境的欲望会让我们不幸。

我也有过这样的经历。

在父亲去世前几天，我突然意识到：知道世上并没有"永远"这件事才是"永远"。

看着父亲逐渐消逝的生命，我才领悟到这个道理。

就在这一刻，我才明白"知足""凡事都有结束的一天"的意义。"知不足"其实就是"知足"。

这听起来很像禅语，我认为人世间就是如此，人永远没有满足的那一天，永远都觉得不满足。

基于庄子思想的道教，用"虚"来形容这种状态。

行动 **珍惜梦幻易逝的事物**

CNN（Cable News Network，美国有线电视新闻网）主播安德森·库珀曾介绍过正念疗法的创始人卡巴金博士的一句话：活在当下，才最长寿。

安德森·库珀听到这句话之后，才意识到自己在忙碌的采访工作中，并没有好好活在当下。

很多人渴望长寿，也有很多针对长寿的科学研究，卡巴金博士却说，真正的长寿并不在于活了多少年。幸福和人是否长寿无关，而正因为人的寿命有限，才会活得充实。

樱花等景物都是既美丽梦幻又会随着四季的变换而消逝

的，因此你不妨停下脚步，细细品味它们的美。这样就能把
自己从欲壑难填中拯救出来。

参考文献

【第 1 章】

[1] Drevets, W. C., Price, J. L., Simpson Jr, J. R., Todd, R. D., Reich, T., Vannier, M., & Raichle, M. E. (1997). Subgenual prefrontal cortex abnormalities in mood disorders. Nature, 386(6627), 824.

Sharot, T., Riccardi, A. M., Raio, C. M., & Phelps, E. A. (2007). Neural mechanisms mediating optimism bias. Nature, 450(7166), 102.

[2] Sieff, E. M., Dawes, R. M., & Loewenstein, G. (1999). Anticipated versus actual reaction to HIV test results. The American journal of psychology, 112(2),297.

[3] Segovia, F., Moore, J. L., Linnville, S. E., Hoyt, R. E., & Hain, R. E. (2012).Optimism predicts resilience in repatriated prisoners of war: A 37-year longitudinal study. Journal of Traumatic Stress, 25(3), 330-336.

[4] Bornstein 1991, p374; Bornstein, R. F., Galley, D. J., Leone, D. R., & Kale, A. R. (1991). The Temporal Stability of Ratings of Parents: Test-Retest Reliability and influence of Parental Contact. Journal of Social Behavior and Personality, 6(3), 641.

[5] Lewinsohn, P. M., & Rosenbaum, M. (1987). Recall of parental behavior by acute depressives, remitted depressives, and nondepressives. Journal

of Personality and Social Psychology, 52(3), 611.

[6] Mori, K., & Mori, H. (2009). Another test of the passive facial feedback hypothesis: When your face smiles, you feel happy. Perceptual and motor skills, 109(1), 76-78.

[7] Chandler, J., & Schwarz, N. (2009). How extending your middle finger affects your perception of others: Learned movements influence concept accessibility. Journal of Experimental Social Psychology, 45(1), 123-128.

[8] McFarland, C., White, K., & Newth, S. (2003). Mood acknowledgment and correction for the mood-congruency bias in social judgment. Journal of Experimental Social Psychology, 39(5), 483-491.

[9] Barrett, L. F. (2006). Are emotions natural kinds?. Perspectives on psychological science, 1(1), 28-58.

[10] Geisler, D., Ritschel, F., King, J. A., Bernardoni, F., Seidel, M., Boehm, I., ... & Ehrlich, S. (2017). Increased anterior cingulate cortex response precedes behavioural adaptation in anorexia nervosa. Scientific reports, 7, 42066.

[11] Accordino, D. B., Accordino, M. P., & Slaney, R. B. (2000). An investigation of perfectionism,mental health, achievement, and achievement motivation in adolescents. Psychology in the Schools, 37(6), 535-545.

[12] Sokol GR, Mynatt CR: Arousal and free throw shooting. Paper presented at the meeting of the Midwestern Psychological Association.

[13] Mangels, J. A., Butterfield, B., Lamb, J., Good, C., & Dweck, C. S. (2006). Why do beliefs about intelligence influence learning success? A social

cognitive neuroscience model. Social cognitive and affective neuroscience, 1(2), 75-86.

[14] Golder, S. A., & Macy, M. W. (2011). Diurnal and seasonal mood vary with work, sleep, and daylength across diverse cultures. *Science, 333*(6051), 1878-1881.

[15] Watson, D. (2000). *Mood and temperament*. Guilford Press.

[16] Kahneman, D., & Krueger, A. B. (2006). Developments in the measurement of subjective well-being. *Journal of Economic perspectives,* 20(1), 3-24.

[17] Hole, J., Hirsch, M., Ball, E., & Meads, C. (2015). Music as an aid for postoperative recovery in adults: a systematic review and meta-analysis. The Lancet, 386(10004), 1659-1671.

[18] Madsen, J., Margulis, E. H., Simchy-Gross, R., & Parra, L. C. (2019). Music synchronizes brainwaves across listeners with strong effects of repetition, familiarity and training. *Scientific reports, 9*(1), 3576.

[19] Wan, X., Nakatani, H., Ueno, K., Asamizuya, T., Cheng, K., & Tanaka, K. (2011). The neural basis of intuitive best next-move generation in board game experts. *Science, 331*(6015), 341-346.

[20] Strick, M., & Dijksterhuis, A. (2011). Intuition and unconscious thought. *Handbook of intuition research,* 28-36.

[21] Valero, J., España, J., Parra-Damas, A., Martín, E., Rodríguez-Álvarez, J., & Saura, C. A. (2011). Short-term environmental enrichment rescues adult neurogenesis and memory deficits in APPsw, ind transgenic mice. PloS

one, 6(2), e16832.

[22] Hasenkamp, W., & Barsalou, L. W. (2012). Effects of meditation experience on functional connectivity of distributed brain networks. *Frontiers in human neuroscience, 6,* 38.

【第 2 章】

[1] Oldenburg, R., & Brissett, D. (1982). The third place. Qualitative sociology, 5(4), 265-284.

[2] Northridge, M. E., Kum, S. S., Chakraborty, B., Greenblatt, A. P., Marshall, S. E., Wang, H., ... & Metcalf, S. S. (2016). Third places for health promotion with older adults: using the consolidated framework for implementation research to enhance program implementation and evaluation. Journal of Urban Health, 93(5), 851-870.

[3] Sand, M., Hessam, S., Sand, D., Bechara, F. G., Vorstius, C., Bromba, M., ... & Shiue, I. (2016). Stress-coping styles of 459 emergency care physicians in Germany. Der Anaesthesist, 65(11), 841-846.

[4] Soukup, C. (2006). Computer-mediated communication as a virtual third place: building Oldenburg's great good places on the world wide web. *New Media & Society, 8*(3), 421-440.

[5] Zhong, B. L., Liu, T. B., Chan, S. S. M., Jin, D., Hu, C. Y., Dai, J., & Chiu, H. F. K. (2018). Common mental health problems in rural-to-urban migrant workers in Shenzhen, China: prevalence and risk factors. Epidemiology

and psychiatric sciences, 27(3), 256-265.

[6] Querstret, D., Cropley, M., & Fife-Schaw, C. (2017). Internet-based instructor- led mindfulness for work-related rumination, fatigue, and sleep: Assessing facets of mindfulness as mechanisms of change. A randomized waitlist control trial. Journal of Occupational Health Psychology, 22(2), 153.

[7] Itani, O., Jike, M., Watanabe, N., & Kaneita, Y. (2017). Short sleep duration and health outcomes: a systematic review, meta-analysis, and meta-regression. Sleep medicine, 32, 246-256.

[8] Cheng Y, Du CL, Hwang JJ, et al. Working hours, sleep duration and the risk of acute coronary heart disease: a case-control study of middle-aged men. Int J Cardiol. 2014;171(3):419-422.

[9] Bartlett, L., Martin, A., Neil, A. L., Memish, K., Otahal, P., Kilpatrick, M., & Sanderson, K. (2019). A systematic review and meta-analysis of workplace mindfulness training randomized controlled trials. *Journal of occupational health psychology, 24*(1), 108.

[10] Thoits, P. A. (2011). Mechanisms linking social ties and support to physical and mental health. *Journal of health and social behavior, 52*(2), 145-161.

[11] Kivimäki, M., Jokela, M., Nyberg, S. T., Singh-Manoux, A., Fransson, E. I., Alfredsson, L., ... & Clays, E. (2015). Long working hours and risk of coronary heart disease and stroke: a systematic review and meta-analysis of published and unpublished data for 603 838 individuals. The Lancet, 386(10005), 1739-1746.

[12] Yao, X., Yuan, S., Yang, W., Chen, Q., Wei, D., Hou, Y., ... & Yang, D. (2018). Emotional intelligence moderates the relationship between regional gray matter volume in the bilateral temporal pole and critical thinking disposition. *Brain imaging and behavior*, 1-11.

[13] Østby, Y., Walhovd, K. B., Tamnes, C. K., Grydeland, H., Westlye, L. T., & Fjell, A. M. (2012). Mental time travel and default-mode network functional connectivity in the developing brain. Proceedings of the National Academy of Sciences, 109(42), 16800-16804.

[14] Adam Kramer 2010 in Myers DG, Michigan H: Psychology tenth edition 2013.

[15] Affleck, G., Tennen, H., Urrows, S., & Higgins, P. (1994). Person and contextual features of daily stress reactivity: individual differences in relations of undesirable daily events with mood disturbance and chronic pain intensity. Journal of Personality and Social Psychology, 66(2), 329.

[16] McGlone, M. S., & Tofighbakhsh, J. (2000). Birds of a feather flock conjointly (?): Rhyme as reason in aphorisms. *Psychological Science, 11*(5), 424-428.

[17] Virtanen, M., Ferrie, J. E., Batty, G. D., Elovainio, M., Jokela, M., Vahtera, J., ... & Kivimäki, M. (2015). Socioeconomic and psychosocial adversity in midlife and depressive symptoms post retirement: A 21-year follow-up of the Whitehall II study. *The American Journal of Geriatric Psychiatry, 23*(1), 99-109.

[18] Sung, E., Chang, J. H., Lee, S., & Park, S. H. (2019). The Moderating Effect of Cognitive Flexibility in the Relationship Between Work Stress and Psychological Symptoms in Korean Air Force Pilots. *Military Psychology*, 1-7.

[19] Galatzer-Levy, I. R., Burton, C. L., & Bonanno, G. A. (2012). Coping flexibility, potentially traumatic life events, and resilience: A prospective study of college student adjustment. *Journal of Social and Clinical Psychology, 31*(6), 542-567.

[20] Anacker, C., & Hen, R. (2017). Adult hippocampal neurogenesis and cognitive flexibility—linking memory and mood. *Nature Reviews Neuroscience, 18*(6), 335.

【第3章】

[1] Asch, S. E. (1956). Studies of independence and conformity: I. A minority of one against a unanimous majority. *Psychological monographs: General and applied, 70*(9), 1.

[2] Kurosawa, K. (1993). The effects of self-consciousness and self-esteem on conformity to a majority. *Shinrigaku kenkyu: The Japanese journal of psychology, 63*(6), 379-387.

[3] Milgram, S. (1963). Behavioral study of obedience. *The Journal of abnormal and social psychology, 67*(4), 371.

[4] Van Gog, T., Paas, F., Marcus, N., Ayres, P., & Sweller, J. (2009).

The mirror neuron system and observational learning: Implications for the effectiveness of dynamic visualizations. *Educational Psychology Review, 21*(1), 21-30.

[5] Yusufov, M., Nicoloro-SantaBarbara, J., Grey, N. E., Moyer, A., & Lobel, M. (2019). Meta-analytic evaluation of stress reduction interventions for undergraduate and graduate students. *International Journal of Stress Management, 26*(2), 132.

[6] Dalgard, F., Gieler, U., Holm, J. Ø., Bjertness, E., & Hauser, S. (2008). Self-esteem and body satisfaction among late adolescents with acne: results from a population survey. *Journal of the American Academy of Dermatology, 59*(5), 746-751.

[7] You, Z., Zhang, Y., Zhang, L., Xu, Y., & Chen, X. (2019). How does self-esteem affect mobile phone addiction? The mediating role of social anxiety and interper-sonal sensitivity. Psychiatry research, 271, 526-531.

[8] Schmitt, D. P., & Allik, J. (2005). Simultaneous administration of the Rosenberg Self-Esteem Scale in 53 nations: exploring the universal and culture-specific features of global self-esteem. *Journal of personality and social psychology, 89*(4), 623.

[9] Beermann, U., & Ruch, W. (2011). Can people really "laugh at themselves?" —Experimental and correlational evidence. Emotion, 11(3), 492.

[10] Medvec, V. H., Madey, S. F., & Gilovich, T. (1995). When less is more: counterfactual thinking and satisfaction among Olympic medalists.

Journal of personality and social psychology, 69(4), 603.

[11] Kuhn, P., Kooreman, P., Soetevent, A., & Kapteyn, A. (2011). The effects of lottery prizes on winners and their neighbors: Evidence from the Dutch postcode lottery. *American Economic Review, 101*(5), 2226-47.

[12] Schor, J. B. (1998). The overspent American: Upscaling, downshifting, and the new consumer (p. 10). New York: Basic Books.

[13] Vogel, E. A., Rose, J. P., Roberts, L. R., & Eckles, K. (2014). Social comparison, social media, and self-esteem. *Psychology of Popular Media Culture, 3*(4), 206.

[14] Van Boven, L., & Gilovich, T. (2003). To do or to have? That is the question. *Journal of personality and social psychology, 85*(6), 1193.

[15] LaBar, K. S., & Cabeza, R. (2006). Cognitive neuroscience of emotional memory. *Nature Reviews Neuroscience, 7*(1), 54.

[16] Zeng, X., Chiu, C. P., Wang, R., Oei, T. P., & Leung, F. Y. (2015). The effect of loving-kindness meditation on positive emotions: a meta-analytic review. *Frontiers in psychology, 6,* 1693.

[17] Le Nguyen, K. D., Lin, J., Algoe, S. B., Brantley, M. M., Kim, S. L., Brantley, J., ... & Fredrickson, B. L. (2019). Loving-kindness meditation slows biological aging in novices: Evidence from a 12-week randomized controlled trial. Psychoneuroendocrinology, 108, 20-27.

[18] Ito, A., Gobel, M. S., & Uchida, Y. (2018). Leaders in Interdependent Contexts Suppress Nonverbal Assertiveness: A Multilevel Analysis of

Japanese University Club Leaders' and Members' Rank Signaling. Frontiers in psychology, 9.

[19] Solnick, S. J., & Hemenway, D. (1998). Is more always better?: A survey on positional concerns. Journal of Economic Behavior & Organization, 37(3), 373-383.

[20] Merton, R. K., & Kitt, A. S. (1950). Contributions to the theory of reference group behavior. Continuities in social research, 40-105.

[21] Gibbons, F. X. (1986). Social comparison and depression: Company's effect on misery. Journal of personality and social psychology, 51(1), 140.

[22] Mongrain, M., Chin, J. M., & Shapira, L. B. (2011). Practicing compassion increases happiness and self-esteem. Journal of Happiness Studies, 12(6), 963-981.

[23] Vogel, E. A., Rose, J. P., Roberts, L. R., & Eckles, K. (2014). Social comparison, social media, and self-esteem. Psychology of Popular Media Culture, 3(4), 206.

[24] Grant, H., & Dweck, C. S. (2003). Clarifying achievement goals and their impact. Journal of personality and social psychology, 85(3), 541.

[25] Mangels, J. A., Butterfield, B., Lamb, J., Good, C., & Dweck, C. S. (2006). Why do beliefs about intelligence influence learning success? A social cognitive neuroscience model. Social cognitive and affective neuroscience, 1(2), 75-86.

[26] Shimizu, T., Kubota, S., Mishima, N., & Nagata, S. (2004).

Relationship between self-esteem and assertiveness training among Japanese hospital nurses. *Journal of Occupational Health, 46*(4), 296-298.

[27] Bond, R., & Smith, P. B. (1996). Culture and conformity: A meta-analysis of studies using Asch's (1952b, 1956) line judgment task. *Psychological bulletin, 119*(1), 111.

[28] Eisenberger, N. I., Lieberman, M. D., & Williams, K. D. (2003). Does rejection hurt? An fMRI study of social exclusion. *Science, 302*(5643), 290-292.

【第4章】

[1] Mogilner, C. (2010). The pursuit of happiness: Time, money, and social connection. Psychological Science, 21(9), 1348-1354.

[2] Hershfield, H. E., Mogilner, C., & Barnea, U. (2016). People who choose time over money are happier. Social Psychological and Personality Science, 7(7), 697-706.

[3] Cullen, K., Thai, M., Lim, K., & Klimes-Dougan, B. (2019). Targeting rumination with combined mindful breathing and tDCS in adolescents with suicidal thoughts. Brain Stimulation: Basic, Translational, and Clinical Research in Neuromodulation, 12(2), 583.

[4] Beaty, R. E., Kenett, Y. N., Christensen, A. P., Rosenberg, M. D., Benedek, M., Chen, Q., ... & Silvia, P. J. (2018). Robust prediction of individual creative ability from brain functional connectivity. Proceedings of the National

Academy of Sciences, 115(5), 1087-1092.

[5] Killingsworth, M. A., & Gilbert, D. T. (2010). A wandering mind is an unhappy mind. *Science, 330*(6006), 932-932.

[6] Mason, M. F., Norton, M. I., Van Horn, J. D., Wegner, D. M., Grafton, S. T., & Macrae, C. N. (2007). Wandering minds: the default network and stimulus-independent thought. Science, 315(5810), 393-395.

[7] Frederick, S., & Loewenstein, G. (1999). 16 Hedonic Adaptation.*Wellbeing: The foundations of hedonic psychology,* 302-329.

[8] Jose, P. E., Lim, B. T., & Bryant, F. B. (2012). Does savoring increase happiness? A daily diary study. *The Journal of Positive Psychology, 7*(3), 176-187.

[9] Lyubomirsky, S., Sousa, L., & Dickerhoof, R. (2006). The costs and benefits of writing, talking, and thinking about life's triumphs and defeats. *Journal of personality and social psychology, 90*(4), 692.

[10] Sato, W., Kochiyama, T., Uono, S., Kubota, Y., Sawada, R., Yoshimura, S., & Toichi, M. (2015). The structural neural substrate of subjective happiness. *Scientific reports, 5,* 16891.

[11] Koo, M., Algoe, S. B., Wilson, T. D., & Gilbert, D. T. (2008). It's a wonderful life: mentally subtracting positive events improves people's affective states, contrary to their affective forecasts. *Journal of personality and social psychology, 95*(5), 1217.

[12] Kurtz, J. L. (2008). Looking to the future to appreciate the present:

The benefits of perceived temporal scarcity. *Psychological Science, 19*(12), 1238-1241.

[13] Singh, K., & Jha, S. D. (2008). Positive and negative affect, and grit as predictors of happiness and life satisfaction. *Journal of the Indian Academy of Applied Psychology, 34*(2), 40-45.

[14] Van Iddekinge, C. H., Roth, P. L., Putka, D. J., & Lanivich, S. E. (2011). Are you interested? A meta-analysis of relations between vocational interests and employee performance and turnover. *Journal of Applied Psychology, 96*(6), 1167.

[15] Deci, E. L., & Ryan, R. M. (2010). Intrinsic motivation. *The corsini encyclopedia of psychology*, 1-2.

[16] Tost, H., Champagne, F. A., & Meyer-Lindenberg, A. (2015). Environmental influence in the brain, human welfare and mental health. Nature Neuroscience, 18(10), 1421.

[17] Capaldi, C. A., Dopko, R. L., & Zelenski, J. M. (2014). The relationship between nature connectedness and happiness: a meta-analysis. Frontiers in psychology, 5, 976.

[18] Bratman, G. N., Hamilton, J. P., Hahn, K. S., Daily, G. C., & Gross, J. J. (2015). Nature experience reduces rumination and subgenual prefrontal cortex activation. *Proceedings of the national academy of sciences, 112*(28), 8567-8572.

[19] Kellert, S. R., & Wilson, E. O. (Eds.). (1995). *The biophilia*

hypothesis. Island Press.

[20] Oh, B., Lee, K. J., Zaslawski, C., Yeung, A., Rosenthal, D., Larkey, L., & Back, M. (2017). Health and well-being benefits of spending time in forests: systematic review. Environmental health and preventive medicine, 22(1), 71.

[21] Otake, K., Shimai, S., Tanaka-Matsumi, J., Otsui, K., & Fredrickson, B. L. (2006). Happy people become happier through kindness: A counting kindnesses intervention. Journal of happiness studies, 7(3), 361-375.

[22] Curry, O. S., Rowland, L. A., Van Lissa, C. J., Zlotowitz, S., McAlaney, J., & Whitehouse, H. (2018). Happy to help? A systematic review and meta-analysis of the effects of performing acts of kindness on the well-being of the actor. Journal of Experimental Social Psychology, 76, 320-329.

[23] Tabassum, F., Mohan, J., & Smith, P. (2016). Association of volunteering with mental well-being: a lifecourse analysis of a national population-based longitudinal study in the UK. *BMJ open, 6*(8), e011327.

[24] Barton, A. W., Futris, T. G., & Nielsen, R. B. (2015). Linking financial distress to marital quality: The intermediary roles of demand/withdraw and spousal gratitude expressions. Personal Relationships, 22(3), 536-549.

[25] Dunn, E. W., Aknin, L. B., & Norton, M. I. (2008). Spending money on others promotes happiness. *Science, 319*(5870), 1687-1688.

[26] Gentile, D. A., Sweet, D. M., & He, L. (2019). Caring for Others Cares for the Self: An Experimental Test of Brief Downward Social Comparison, Loving-Kindness, and Interconnectedness Contemplations. *Journal of Happiness Studies*, 1-14.

[27] Wood, A. M., Froh, J. J., & Geraghty, A. W. (2010). Gratitude and wellbeing: A review and theoretical integration. Clinical psychology review, 30(7), 890-905.

[28] Fox, G. R., Kaplan, J., Damasio, H., & Damasio, A. (2015). Neural correlates of gratitude. Frontiers in psychology, 6, 1491.

[29] Emmons, R. A., McCullough, M. E., & Tsang, J. A. (2003). The assessment of gratitude.

[30] Seligman, M. E., Steen, T. A., Park, N., & Peterson, C. (2005). Positive psychology progress: empirical validation of interventions. American psychologist, 60(5), 410.

[31] Epley, N., & Schroeder, J. (2014). Mistakenly seeking solitude. Journal of Experimental Psychology: General, 143(5), 1980.

[32] Boothby, E. J., Clark, M. S., & Bargh, J. A. (2014). Shared experiences are amplified. Psychological science, 25(12), 2209-2216.

[33] Dölen, G., Darvishzadeh, A., Huang, K. W., & Malenka, R. C. (2013). Social reward requires coordinated activity of nucleus accumbens oxytocin and serotonin. Nature, 501(7466), 179.

[34] Van Praag, B. M., & Frijters, P. (1999). *21 The Measurement of Welfare and Well-Being: The Leyden Approach* (pp. 413-433). New York: Russell Sage Foundation.